U0336465

# 心的疗愈

朱建国 著

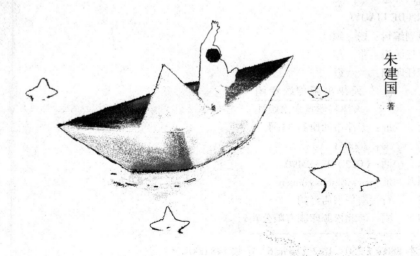

天津出版传媒集团

天津科学技术出版社

**图书在版编目（CIP）数据**

心的疗愈 / 朱建国著 . —— 天津：天津科学技术出
版社 , 2022.7

ISBN 978-7-5742-0110-1

Ⅰ . ①心… Ⅱ . ①朱… Ⅲ . ①心理健康 – 普及读物
Ⅳ . ① R395.6–49

中国版本图书馆 CIP 数据核字（2022）第 101550 号

心的疗愈

XIN DE LIAOYU

策划编辑：杨　譞

责任编辑：张　萍

责任印制：兰　毅

出　　版：天津出版传媒集团
　　　　　天津科学技术出版社

地　　址：天津市西康路 35 号

邮　　编：300051

电　　话：（022）23332490

网　　址：www.tjkjcbs.com.cn

发　　行：新华书店经销

印　　刷：河北松源印刷有限公司

开本 880×1 230　1/32　印张 6　字数 148 000
2022 年 7 月第 1 版第 1 次印刷
定价：38.00 元

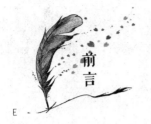

　　知名心理学家、中日友好医院心理医生李子勋先生，曾在专栏中写道："世界上没有心理健康这样的人，也没有心理健康这样的事。"的确如此。生活于纷繁复杂的社会中，面对各种压力和困扰，每个人都或多或少地患有心理疾病，就算是给别人治疗心理疾病的医生，也不能保证拥有一颗绝对健康的心。

　　很多人在产生心理疾病之后，不知所措，盲目地寻求外界的帮助，希望别人能于痛苦的深渊中将自己拯救出来。其实，求人不如求己，外人的帮助只能缓解一时，不能治愈一世。唯有自我进行心的疗愈，才是让你豁然开朗的唯一途径。

　　你也许认为，心的疗愈是一件很难的事。其实不然，每个人都有这个本能，只是在成长的过程中，逐渐把自己的本能给淡忘了。比如说，一个快速奔跑的孩子，突然摔倒了之后，他会放声大哭。哭泣可以释放和缓解身体上的疼痛，等到不疼了，孩子自然就不哭了。哭泣是一种自动自发的疗愈方式，无论对儿童还是成年人，都是适用的，但儿童更善于使用这种方式。

自我进行心的疗愈的能力，是一种自然而然萌生出来的能力，是一种念力。所谓念力，就是当你的身体、语言和意识三者达到一致的情况下所产生出来的力量。它能散发出强大的转换信息，对人的改变是立竿见影的。本书旨在帮助你学会运用这种念力，包括放空自我、正确认识自己、学会自我同情、多给自己一点信心、摆脱别人带给你的烦恼、正确使用自我暗示、怎么利用外界条件调整自己的心情以及保持好的心态等。当你参透了心的疗愈的本质之后，就会发现，那看似神秘又庞大的疗愈体系，有时简单到只需一个观念的转变就够了。

情绪创造念力，念力改变现实。人的意识很厉害，如果掌控得当，意识会为你打造出一个专属你自己的、丰富多彩的、理想的世界；一旦这个无形的"世界"清晰起来，你就会离有形的"世界"越来越近。因此我们说，拥有积极态度的人，才能掌握自己的美好人生。

我们无法改变世界，但可以改变自己。我们所拥有的强大的力量之一，就是不断地进行自我疗愈的能力。本书可以帮你找到这种潜能，它能助你挖掘到最真实的自我，还原你应有的健康和快乐；它能帮你解开心结，赐予你正视痛苦、走出痛苦的力量；它能给你战胜负面情绪的信心，带你脱离痛苦的深渊，进入宽恕和空明之境；它能帮你正确构建社交体系，让你走出敌对、冷漠的关系圈，进而融入一种和谐、愉悦的状态中去。

如果，你已经为改变自己的命运做好了准备，那么，就请敞开这扇心的疗愈的大门，给心灵做一次彻底的洗礼吧。

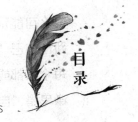

目
录

C O N T E N T S

# 第一章

# 放空是自我疗愈的第一步

## 让你疲惫的，是你自己

现代社会，很多人都有过那么一段时间，感觉自己活得很累。这种感觉的出现很正常，因为现代社会，是一个充满压力的社会。人们看似过得很好，但实际上，会因为很多因素给自己找不痛快，让自己的心情变得苦闷。

人们追求完美，却因为自己做不到完美而斤斤计较。人们太过在意别人的目光和看法，直接导致自己的不快乐。在这种情况下，人们要学会释放，学会转变。

一位女老师讲述过这样一个事例，她刚刚教书的时候很年轻，许多学生不尊重她。在她的课堂上，有一位女同学，经常用带有敌意的语气向她提问。在女同学心中，好像这么一个跟自己年纪差不多的老师，不配得到自己的尊重一样。她每节课都会不停地问问题，或者在老师说错话的时候进行指责。起初，这位女老师很头疼，她总是在想，这个女学生怎么能这样呢？但是，在她给的"压力"下，女老师不得不更加认真地备课。

对于女同学的提问，她若有不了解的，会直接地说："我不知道。"但在回答这位学生问题之前，总会加上一句"这个问题问得太好了"，或者"这个问题挺有意思的"。有时候，她也会对女同学的装扮或者其他方面给予称赞。慢慢地，女同学不再为难她的老师了。她说话的时候，语气逐渐平缓了下来，而且在课堂上，她越来越积极主动，完全变成了一个听话的乖学生。

每个人都会在意别人对自己的看法，关键在于，当别人对你抱有敌意或偏见的时候，你怎么解决。在这种情况下，你无须畏惧，大胆去表达你的观点和看法，不用害怕自己的意见遭到别人反驳或批评。最重要的是，要对自己有信心。

一个过于追求完美的高考考生回忆说："我这个人，做事情总要把各个方面都想到。虽然这样的人心思缜密，掌握的知识比较多，学习一步一个脚印，做事情也有条理。但是，追求面面俱到并不一定是好的。我一直是个尖子生，在班级里很听话，从来不让老师和父母操心。可是每次考试之前，我的压力都特别大，精神高度紧张，生怕考不好。刚开始，我以为这种压力是别人给的，后来我才明白，压力的来源是我自己。每次考试之前，我都觉得时间不够用。复习的模式也是广撒网，不把所有复习资料里的题都看一遍，心里就不踏实。考前的时间必须要算计着过，就连吃饭和睡觉的时间都挤不出来。我每天想着的事情，就是还有多少书没看，还有多少题没做。结果，每次都把自己搞得身心疲惫。"

　　其实，每个看上去很强大的人，内心都有惧怕的东西。有些人是因为自卑，有些人是怕自己的缺点被别人知道。说白了，这种思想就是人体内的荣誉心和自尊心在作怪。虽然人们对自尊的重视会增强一个人的沟通和生存能力，但是，太过重视那些表面上的东西，或者说，将这些东西看得太重，只会给自己增添烦恼。

　　有些人，不管做什么事情，都怕会引来别人的嘲笑。因此，他们太过刻意地去追求自己的表现。比如在一个公开的场合，需要去唱歌跳舞。对于一个没有自信的人来说，他在表演的整个过程中都高度紧张，怕出差错。他觉得，所有的人都在关注着自己。其实，大可不必有这样的担忧。试想一下，如果换作别人在表演，你是观众，你会把注意力放在观赏上，还是放在等待演员出错上？

　　太要强的个性会让人感觉痛苦，有些人的"要强"，是要在别人心中建立一个"强"的形象，是看上去的"强"，不是真正的"强"。这种人，往往是最不负责任的，对自己不负责任，对他人也是。这种人，会特别在意别人对他的看法。如果你表现出对他的尊重，虚心向他请教问题，他会彰显自己热心肠的一面，尽自己最大努力帮助你。反之，一旦他听到了质疑，或者否定他的言语，他就会产生相应的过激行为。比如你说："你穿衣服的风格怎么那么土啊，颜色搭配得太乱了。"这时候，他一定会毫不迟疑地反击："你的风格还不如我呢。"或者说"管好你自己吧。"

针对别人无礼的提问你要如何回答，也是一门学问。如果一个人向你提出一个没有礼貌的问题，你要如何应对？如果你面红耳赤，不知道该怎么办，对方看见你的反应就会觉得有意思，进而提出更加放肆的问题。在这种情况下，要学会给自己信心，应对自如。

还有些人，无止境地向你索取，你若不懂得拒绝，他们会一直纠缠不休。这些人有一个通病，他们在为难你的时候，一点都不会觉得不好意思，只要有了开头，只要你纵容了他，他就会一直这样下去。在这种时候，你千万不能犹豫，不能给他们纠缠你的机会。有时候，斩钉截铁地拒绝，反而比拖拖拉拉的模棱两可给人的感觉，要舒服得多。

比如说，你新买了一辆车，有人向你借。这时候，你不用给自己找借口，不用说："我的车今天借出去了，以后吧。"这样，你会给对方一种心理暗示，让他觉得借车这件事情还有可能。你只需要如实地对他说："不好意思，我的车从来不借给别人。"

再打个比方，对于讲师来说，授课教人是他们的责任。但是，针对别人的提问，他们也有权利选择性地回答。讲师不是百科全书，他们只会把自己授课领域以内的知识传授给你。至于其他范围的知识，或者学生提出的带有无理取闹性质的问题，他们可以不作答。

　　生活就是这样，没必要想太多。说话就勇敢地去说，错了也没什么不好意思的。做事情就放开了去做，不要惧怕别人的目光。每个人都有缺点和不足，你身上的缺点，别人身上也有，所以无须担心什么。只要自己想开了，没人能让你疲惫。


## 谁都有心结

　　每个人都有过去，从小到大，你接受的教育，走过的经历，遭遇的事情，数不胜数。我们都知道，每个人的一生，都以出生为起点，死亡为终点。在从起点奔向终点的过程中，大部分人都会经历疾病、痛苦、挫折以及各种折磨。在这个过程中，不成功、不快乐、不满足、不健康等负面情绪就像影子一般，轮番地来骚扰你。随着年龄的增长，记忆多了，思维多了，心理问题多了，心灵垃圾就多了。当心中的垃圾堆积在一起，聚集在体内时，就形成了心结。

　　心结在人类成长过程中很常见，属于人们思维情绪的正常反应。人们总有这样的感觉，越想忘记的事情，越想放下的事情，就越是被它紧紧纠缠着。闲暇时光，本来是一个安静的时刻，可那些不愿记起的回忆总是不请自来，让你心情烦躁。甚至有些人，还会陷在那些不堪回首的记忆之中无法自拔，最后导致抑郁成疾。

上海某讲师在回忆讲课历程的时候，对学生说："有一次，我在课堂上讲课，那节课的主题是'相信自己'，学员们大多是社会上的名流和成功人士。内容讲完以后，我想请学员们上来讲一下心得。我特意叫上来一位性格开朗，平时话比较多的学员第一个上来。谁知，他上台之后，紧张得不行，一句话都说不出来。台下所有的人都注视着他，对于他过度的紧张感到很纳闷。而这位学员，看上去一副很纠结的模样，很想张开嘴表达什么，却又在克制着自己，不去表达内心的想法。我走到他的身边，试着让他对我敞开心扉。刚开始，他对我比较抵触。后来，在我的引导下，他慢慢说出了自己的心里话。原来，他是做直销工作的，他感觉，自己的身份和地位跟其他学员差得太远。在他的思想里，一直有一种根深蒂固的想法——衡量成功的标准就是钱。但是，他在过去的日子中，欠下了很多的债，这让他无地自容。他觉得，只有清还了身上的债务，赚到大把的钱以后，他才有资格站在那里讲话。他讲述完自己的想法之后，我明白了他'讲不出话'的真正原因。在他的心中，有一种很固执的力量，这种力量就像一道坚固的屏障，把他和在场的人隔绝开来。我知道，要想帮助这位学员走出心理的阴影，必须要帮他解决掉心理的那道障碍。我对他说，要真诚地接受一个不完美的自己。他在我的鼓励下，鼓起勇气面向台下的其他学员们，大声地说出：'我不成功，我不自信，我没有赚到理想中那么多钱。'当他迈出了这第一步之后，逐渐发现，正视自己并没有多难。能够正视自己以后，他开始承认并接纳了这个不成功的自己，他心中那层厚重的障碍渐渐消失了。"

有时候，解开一个心结就是如此简单。换一种思维，整个世界都会不一样。每个人都有经历，每个人都有"心结"。我们要正确看待它的作用，不能一味地逃避。别人不了解你心中的结，所以，能让自己陷在心结中走不出来的，也只有你自己。

只要你把问题想明白了，你会突然发现，再严重的事情，也会有解决的一天。不要在前进的道路上迷茫，不要在人生的旅途中徘徊。人的一生会遇到很多的交叉路口，等着你去选择。这时候，你可能会犹豫不决，也可能会踌躇不前，更可能会因为必须做出一个抉择而痛苦。所以，你的思想更不能被心结所影响，必须敞开胸怀，放眼未来。因为，你的一个细小的决定，可能会影响你一生的成败。作为一个决策者，你需要保持一颗冷静的头脑，给自己选一条通往成功、通往光明的道路。

## "心的感冒"可治愈

忧虑，又被叫作"心的感冒"，是一种涵盖生理、心理、思想和情绪的疾病。在《新约》中，忧虑用希腊语"merimnao"来表示，是思想不集中，忧心又凌乱的意思。忧虑的人，通常会把心思分成两部分。一部分用在有好处的、值得用心去做的事情上；另一部分则用在没有任何好处、只有毁坏性的事情上。

随着社会压力的增大，忧虑已经成为一种流行且普遍的精神文明病。它不同于短期的疾病，一个人如果长期心情压抑，又得不到释放，久而久之，就会形成心理疾病。世界卫生组织调查研究表示，焦虑症患者的人数已经占总人数的3%。在未来的一个世纪以内，焦虑症和癌症将会是两种最流行，又最需要防预的疾病。

造成忧虑的原因很多，小到工作中的困难和挫折，大到亲人或爱人的背叛和离去。研究表明，在忧虑者的大脑显像中，有一些神经中枢的运转是迟缓的、阻塞的，或者根本就不能正常工作。这些神经中枢主要控制的就是人的思维、情绪、睡眠和行动。在这些神经中枢中，负责沟通、传送神经细胞的化学元素——神经传送素含量不均衡。另外，对忧虑情绪至关重要的两种元素——血清素和去甲肾上腺素的含量也不在正常值范围之内。忧虑虽然有一部分是基因的原因，但它却不是遗传的性格，也不专属于某类人群，任何人都或多或少有些忧虑的症状。人体内有些疾病，例如心脏病、中风等，可以引起忧虑；而外界环境的刺激也可以引起忧虑。另外，不正常的思想、不切实际的幻想、责任心泛滥、虚荣心强大、负罪感深重等情绪，都是导致忧虑的因素。在遇到困难时，恐惧和不知所措也会使人陷入忧虑之中。

忧虑就像一种习惯，它伴随在人们的身边，就像呼吸和眨眼那样正常。人们习惯了它，以为它是无害的，岂不知，忧虑对人潜在的破坏力是极大的。它就像一个贼，你的精力、快乐和健康在不知不觉中，就被它偷走了。昨天的痛苦、今天的挫折、明天的担忧紧紧围绕着你，剥夺了你的自由，让你感到压抑。

忧虑者每天都生活在不安之中，时常感觉到空虚和悲伤，找不到自己存在的价值，不喜欢参加集体活动。他们思想无法集中，容易疲惫，经常有轻生的念头。有些忧虑者患有严重的失眠症，就算睡着了，晚上也总是会醒来。清醒以后，就很难再入睡。失眠严重的，甚至一夜都睡不着。他们经常会没来由地害怕，坐立难安，说不出恐惧的原因，却总是提心吊胆。杞人忧天就是最典型的实例。

在杞国有这样一个人，他特别害怕天会塌下来。为此，他吃不好饭，睡不好觉。整天担忧着，万一天真的掉下来了，自己便无处可逃。见到这个人如此忧愁，同乡就去劝导他，说："天上都是空气，那里聚集着的物质都是气体。你的呼吸，你的生活，每天都是在空气里进行的，你还有什么好担心的呢？"杞人说："天是空气，难道太阳、月亮和星星也是空气吗？它们就不会掉下来吗？"同乡回答："太阳、月亮和星星都是空气中的发光体，就算掉下来了，也没什么破坏作用。"杞人又问："那大地呢？会塌陷吗？"同乡说："大地本来就是土块填充起来的，没有空的部分，到处都是被填平了的。你走路、跑步、跳跃都踩在这坚实的土地上，还有什么好担心的呢？"杞人听完同乡的话，这才放心。

　　由此可见，忧虑者的大脑总是被消极的思想和情绪占据，无法让自己身心平静，从而体会不到快乐。忧虑者是多疑的，他们总觉得别人在背后说自己的坏话。这种怀疑，让他们无法相信别人，也无法相信自己的未来。他们无法过正常人的生活，无法正常跟人交往，他们是忧虑的奴隶。

　　其实，人生不如意之事十有八九，何必太在意呢。

　　生活也是如此，不要把注意力放在那些令你烦心的事情上，多找些其他的事情来做。比如，克服惰性，做些以前没有做过的事情。每个人都有倾向于懒惰的特质，它严重阻碍着你的行动。你行动少了，空闲下来想事情的时间就多了，就会给你的忧虑创造条件。所以，行动起来吧。你可以给每天要做的事情列个清单，严格按照上面的计划去做，不给自己留有借口和余地。另外，多参加体育锻炼能有效对抗忧虑。研究表明，慢跑、骑车等有氧运动能提升自信心，让你精力旺盛，从而消除不安的情绪。有阳光的时候，记得多去晒晒太阳。很多时候，天气能影响一个人的心情。正常情况下，一个人的心情在阴雨天气中就不如在阳光明媚的日子里愉悦。发现别人有困难的时候，学会主动去问询，并给予帮助。心理学家研究发现，在帮助一个人的过程中，能有效提升自身的幸福指数。

　　忧虑就像我们生活中的不速之客，总是不请自来。它来打扰你的时候，记得要赶快送走它，如果让它长期在你这里停留，那么你就要无止境地忍受身心的煎熬。这对你和你的未来来说，危害都是难以想象的。

## 欲望是痛苦的根源

人类的历史，其实是一部欲望牵引之下，人们不断进化、发展的历史。世界上的所有生命都有欲望，只是欲望的程度有深有浅，欲望的对象有所不同而已。荀子曰，"人生而有欲"，没有人敢说自己什么欲望都没有。欲是天理人情，人存在欲望没有错。但是，若不加节制地发展自己的欲望，让原本在合理范围内的欲望不断扩张，就变成了纵欲，这就是一种罪孽了。正所谓"欲虽不可去，求可节也"。

欲望多了，人的幸福感就少了。幸福就是心里的一种感觉，是我们的一种期望。每个人对幸福的定义不一样，一个人，如果懂得知足，懂得珍惜拥有，他就是幸福的。如果总是在追求，只会让自己疲惫。幸福就像一座金字塔，有很多层。底端的幸福很多，很容易就能得到；越接近顶端，幸福越少，拥有越难。通常状况下，人们总是忽略自己已经得到的。

人为财死，鸟为食亡。人的欲望永远没有尽头，关键就看你追求的是什么。不好的欲望可以毁掉一个人，一旦你陷入追名逐利、贪图美色的漩涡，就很难自拔。一般情况下，人们的负面欲望大概可以分为三类：

第一类，金钱欲望。在很多世俗人的眼中，钱能代表一切，是权力和身份的象征。他们对钱的追逐，使他们自然形成一种拜金主义的趋向。自古至今，不管是大官员还是小人物，不管身处什么样的阶层，只要手中有一定职权，有一定能力的人，就少不了"以公谋私"者。若是权力大到可以掌管财物和资源，那这大好的机会就更不会被贪官污吏放过了。为了个人享乐，为了满足自己的欲望，多少人想尽办法从各种途径"捞钱"。很多人不明白，他们这样做到底是图什么，赚那么多的钱有什么用。但是，对于他们来说，对金钱的痴迷已经成瘾，他们欲望的沟壑是永远都填不满的。

第二类，权力欲望。人一旦痴迷于权力，就会丢失自己的信念和人品。权力欲望膨胀的人，对权力和荣誉的追逐近乎到达疯狂的程度。他们在追逐权力的时候，会不顾别人的阻挠和影响，对别人造成的后果往往比他们自己想象的更加严重。为了达到权力的高峰，一些领导和官员会用尽各种手段，不惜牺牲他人的利益，到处奔走，四处行贿。他们一旦达到自己的目的，就可以满足心中的权力和欲望了。他们可以根据自己的喜好支配别人，指挥别人，命令别人，整治别人。

第三类，色欲。对于这个欲望，我们都不陌生。有句古话说："饱暖思淫欲"，一点都不错。很多人在有了钱、有了权之后，就开始纵欲。当今社会，一屁股风流债的官员比比皆是。司法机关的统计显示，在前几年揭发的腐败官员之中，95%以上的官员都有情人。有些报道更是令人瞠目结舌，比如某纪委书记，用MBM管理学知识来管理自己的七个情人。钱多了，能够花在情人身上的也就多了，花得越多，情人越多。腐败就是这样一个无限的恶性循环。

欲望能毁了一个人，但若要"存天理，去人欲"，恐怕是不可行的。"人无欲则刚"，这句话并不适用于现代社会中的我们。一个对什么事情都能无动于衷，没有感觉的人，是无法生存的。虽然我们讲要排除负面欲望，但我们正常如吃饭、睡觉等欲望并不可以剔除。古今中外，有很多禁欲主义思想，他们要求人类违反天性，做普通人无法做到的事情。这跟人类的发展是格格不入的。

人的欲望分很多种，层次也不一样。既然我们不能割掉自己的欲望，那么，学习怎样运用欲望就很重要了。坏的欲望能毁了一个人，而好的欲望却能推动一个人前进。所以，我们最好倡导一些正面的、积极的欲望。让有益的欲望帮助自己前进，帮助自己正确认识、提升自我。要想让欲望带有正能量，首先，要做一个正当的人。给自己建立一个规范又健康的生活习惯和生活方式。在我们的生活中，好坏总是各占一半，人的性情也在好坏之间游离。要想保证自己的路不走偏，就要掌控好自己的性情，用好的道德和高尚的节操约束自己。在学习和工作中，多追求有用的知识，追求好的工作，追求美满的家庭。或者说，选择一切崇高的东西来追求。

面对外界诱惑的时候，放下自己可怕的权欲心，摆正自己的位置。人生就像一条赛马场道，欲望则是一匹烈马，能不能按照规划的路程跑下去，还要看你这个御马人的本事。欲望是一把双刃剑，运用好了，能给你带来幸福；一旦运用不好，就会要了自己的性命。


## 放松，才能放空

有一位社会知名人士，他有显赫的地位，有很多财产，是人人羡慕的对象。但是，他对自己的现状并不满意。在跟别人交谈的过程中，他每次给别人讲他的远大目标和理想时，都会让听者感到疲惫。他的性情急躁，做事情说一不二。他能有今天的成就，很大程度上取决于他的这种性格。但是，他却不快乐。他说过："我想要的东西太多了，我的人生中似乎只有快步的前进。所有的时间都被我充分利用起来，没有一点剩余。工作一天下来，我筋疲力尽。而且，我体验不到人生在世的快乐，不知道享受为何物，甚至没过过一天舒服安心的日子。"后来，他去看了心理咨询师。咨询师在跟他谈论相关情况的时候，这位知名人士总是急躁地打断咨询师的话，好像必须要一下子把自己想要表达的观点都说出来才舒服一样。有好几次，咨询师的话被打断之后，后文都没有办法继续说出来。针对这一问题，咨询师给出的治疗意见只有一句话："放松，放空"。

人类社会发展的步调太快，很多人不愿意落后，想紧跟发展的步伐，亦步亦趋地追赶，结果欲速则不达。很多人想尽办法想要成功，绞尽脑汁也要赚钱。他们马不停蹄地工作，不停地提出一个又一个想法，然后不停地去实践。这种生活方式，连一个旁观者看着都会疲惫，更何况是他们自己呢？这种火急火燎的生活方式，也许在短时间内能帮助这些人小有成就，但是，比起他们得到的，他们所失去的要更多。

要想把自己引导入正确的方向，必须能控制住自己的欲望，不要让它演变成对金钱和权势的执念。放松，是缓解追逐最好的方法，是帮你放空自己的有效手段。

放松的最高境界是虚空。虚空是一种了无牵挂的状态，没有攀比和竞争，不想得到，也不想占有，没有焦虑不安，没有紧张慌乱，没有希望，没有畏惧，没有接受，没有拒绝。在虚空的境界中，被自己束缚住的你会得到释放，你的一切情绪和思想也会回归到自然状态下。虚空的办法有很多，比如：

一、深呼吸。深吸一口气，让它从鼻子进入，缓缓流过你的小腹、肋骨，再从嘴中吐出去。反复做几次，你会感觉到身心舒畅。

二、洗个热水澡。这是个放松身心的有效途径。如果条件允许的话，最好使用浴缸，放上比较热的水，让自己在浸泡中全身心地安静下来。但要注意，泡澡的时间不宜太长。

三、收放肌肉。比如，你可以盘腿坐下，闭上眼睛，深深地吸一口气。吸气的同时，收紧身上的肌肉。再长吁一口气，放松身体的肌肉。这样来回呼吸，收缩身上的肌肉，重复几次，身体就会有轻松的感觉。

四、和自己对话。跟自己对话并不是一种疯狂的行为，而是帮你缓解压力的好办法。你可以把自己的不快都讲出来，让自己倾听。然后，再以旁观者的身份去分析、思考解决方案。把你想到的东西告诉自己。

五、散步。吃过饭以后，胃里食物过多，身体和头脑会陷入混沌的状态。这时候，最好不要去工作，也不要去玩耍。找个安静的地方，一个人散散心。一段十分钟的路程，就能帮你把自己融入舒适安静的自然环境中去，使紧张的神经得到放松。

六、放下手中"要命"的工作。一个把自己忙得团团转的人，总是会说，我要是能休息一下该有多好。那么，就付诸行动吧。对于一个习惯拼命工作的人来说，让他突然停下来，肯定会有失落、不适应的感觉。但是，若再不留些时间给自己，只会让自己越来越急躁。这种工作模式，不管对自己还是对他人，都是一种毒害。

七、参加文体活动。找你喜欢的歌来听，不用管它是什么曲调的；找你喜欢的运动去参加，不用管它是什么形式的。

八、不要说负面的语言。很多人喜欢把"杀了我吧""我要死了""我太惨了"等话挂在嘴边，这可能是一种习惯，可能是你在不经意间的脱口而出。但是，它确实会影响到你的潜意识。如果可以的话，尽量避免说些丧气的话，多说一些给自己鼓励的话吧。

九、身体上的放松。身体紧张了，心理肯定会跟着紧张。给身体找个舒服的状态，对缓解心情能起到很大的作用。疲惫的时候，给自己找个舒服的椅子或床，选一个最放松的姿势，踏实地躺在上面。如果你的头脑比较放松，可以尝试小睡一会儿，睡觉也能清空头脑中不好的东西。如果睡不着的话，可以给自己做个按摩。从头部开始，顺着颈肩，一直按到四肢和脚底。

十、冥想。找个比较安静的地方，最好是在家里。把有可能打扰你冥想的东西——手机、电视、电脑都关掉。闭上双眼，安静地坐着，专注地只想一件事情。比如，你可以审视自己的思想，看看自己究竟在想什么。在想的过程中，不要做出判断和评价。试着一点一点地抛开脑子中最初想的那些事情，把头脑放空，保持什么都不想。如果你不能坚持太久，就先从 5 分钟或者 10 分钟开始练习，时间可以每天递加。只要你整个人放松下来了，放空就容易多了。

放松的状态能帮你有效抑制压力荷尔蒙——皮质醇的含量。给自己找一个平静、放松的状态，这样，你才能放空昨天的烦恼，用充沛的精力，去迎接新的一天。

# 告别忧郁

　　七情六欲乃人之常情，忧郁只是其中的一种。忧郁症，又叫作"精神感冒"，多是因为悲伤导致的。它是人内心的一种感受，是不高兴、不快乐的一种表现。

　　人之所以会忧郁，多是因为发生的某件事情让人无法接受，或者无法解决，人们因此而产生了失落的情绪。《景岳全书·杂证谟》记载道："若忧郁病者，则全属大虚，本无邪实。"忧郁的人，总是感觉疲惫，容易失眠，对生活毫无希望。每一个人都有忧郁的时候，它能让人焦虑不安，烦躁不已。忧郁的人喜欢发脾气，有暴力倾向。做事情不认真，没有积极性。食欲不振，体重下降。容易自责和自我批评，思维力和记忆力减退。意志力不坚定，没有信念。忧郁能加速人的衰老，严重的忧郁还会导致死亡。英国查尔斯王妃和国内偶像张国荣等不少为人们所熟知、敬仰、崇拜的人，都是死于忧郁症。

　　在人类的大脑中，有一个管理情绪的中枢，这个区域的功能若是紊乱或者受到干扰，人就容易忧郁。紧张的生活，头脑的疼痛，饮食习惯不好，营养跟不上，女性妇科病，甲状腺类疾病等都是引起忧郁的罪魁祸首。有些对季节比较敏感的人，会在秋天或者冬天变得烦躁忧郁。忧郁患者没有年龄界限，虽然在年轻人中比较常见，但随着社会的发展，老年人也有很多患上了忧郁症。

现在的生活节奏已经够快了，如果在此基础上，再加重人们的工作量，或者遭遇什么让人心烦的事情，使情绪受到严重的影响，超出机体所能调控的范畴，人们患上忧郁症的概率就会增加。

另外，忧郁跟人的个性也紧密相关。很多孤单、腼腆、不爱说话、多愁善感的人，都多少有些忧郁的表现。

研究发现，严重的忧郁症患者若不及时治疗，任其发展下去，很多都会产生暴力倾向。有的人是对家里人使用暴力，有的人是自虐，或者自杀。忧郁症能摧毁一个人正常的人生观和世界观，改变这个人对外部世界和人的认知，产生扭曲的心理。

虽然忧郁的危害是严重的，但是，忧郁并不可怕。每个人都有伤心的时候，谁的人生道路上没有误解、失败、困难和挫折呢？忧郁是构成人类精神世界的一部分，你无法避免忧郁，只能尽快排除忧郁，自发地抵制忧郁带给你的困扰。

在现代医学中，治疗忧郁症的药物有很多，它们会通过调节神经的方式，来平稳你的感觉，恢复你的情绪。不过，要想彻底治疗忧郁症，还要从根本入手。

在社会上生存，有太多的事情是人类控制不了的。当你不想面对的事情找到你头上时，不要害怕，不要悲伤，学会冷静地面对它。停止无休止的抱怨和牢骚，停止自怨自艾，让自己的心灵强大起来，给自己一点勇气，去驱赶负面情绪对你的影响。

当你陷入忧郁的洪流之中时，记得尽快让自己走出来，不要让自己一直深陷下去。实在没有办法平静的时候，就借助一些外部的力量。散散步，做做运动，听听喜欢的歌曲。听歌的时候要注意，别选择悲伤的曲调，因为大脑对歌词和旋律是有吸收作用的，会让你越听越悲伤。尽量选择一些励志的歌曲，选些词曲欢快的，有助于平衡你头脑中的消极信息。读一些积极的文字，让它对你产生一种暗示，转换为你自身的力量，让你有振奋的感觉。

心理学家指出，治疗忧郁症的有效方法是"改变观点的心态转换"。患有忧郁症的人，对失败的认知能力比较强。在没有任何依据和理由的情况下，他们总会预测到失败的结果。就是说，他们看问题的时候，多是站在否定的视角上去看的。所以，想要告别忧郁，就要改变这种思维模式。改变对客观世界和人物的看法，改变看问题的视角。

面对一个人或者一件事情的时候，不要对其抱有希望。消除心中对外部事物的期望，不要想着"谁应该是什么样""某件事情应该是什么样"。把心态放轻松，让一切都顺其自然地发展，你作为一个旁观者，先学会不愠不恼地接受一切，才有能力去改变你想改变的。

另外，注意调整自己的饮食，改变生活习惯。很多精神疾病的产生都源于饮食，同样，也可以通过饮食来治愈。研究发现，甜食和碳水化合物含量较高的食物如果摄取过多，会导致忧郁症。这些食物比较常见的有：面条、麦片、米饭、白糖、饮料、果汁、白面包等。含有精制白糖的食品能使人体内血糖急速地上升和下降，让人一下子精神饱满，一下子又萎靡不振。所以，尽量远离这些导致忧郁的"罪魁祸首"。五谷杂粮是抵制忧郁的良方，平时多吃黑豆、花豆、鱼类和干果类食品，另外，最好多吃些新鲜的水果，它们能给你带来愉悦的心情。

还有，我们已经知道血清素能提高人们的幸福指数，那就想办法提升一下体内血清素的含量。比如说，多食用鱼油，多晒太阳等。

每天入睡前的冥想练习也可以帮你抵制忧郁的入侵。找个舒服的姿势盘腿坐下，闭上眼睛，有节奏地吸气呼气，放空心里的杂念——如果杂念难以去除，不妨试着在心里数数，以此来转移注意力。每天从一开始数，数到自己有困意为止，然后什么都不要干，直接睡觉。

能不能对抗忧郁，关键还在于个体。人生在世，悲伤是一天，开心也是一天，为什么不让自己开心地生活呢？

## 第二章

# "自我主义"是一种病

## 骄傲对人的毒害

骄傲是佛法中讲的五毒情绪之一，是基督教中讲的人类七种罪恶行为之一。骄傲是一种傲慢自大的心理，是一种盲目的乐观主义。骄傲的人，是因为对自己没有全面的了解和认识。适当的自信能让人积极进取，而盲目自信只会毒害你的前途。

有些父母，从小就教育孩子做个有自信的人。孩子取得了一点小成绩，做出了一点小贡献，家长就夸赞不已。其实，这些行为在无形中让孩子滋长了骄傲的情绪。孩子会因为父母的夸赞觉得自己是个十分了不起的人，他们没有辨别的能力，错误地把骄傲当成自信。于是，一颗溺爱出来的毒根就这样种下了。家长没有意识到，孩子的骄傲心理会影响孩子以后的健康和生活。他们在取得一些小成绩的时候，不懂得继续努力，而是沾沾自喜，最终只会阻碍了自己的前途。作为家长，应该告诉孩子，所有的夸奖和成绩都是暂时的。以后的路还长，不管是在学习还是在工作中，都不能过于骄傲，要做个谦虚的人。

历史上，因为骄傲而导致惨败的人太多了。楚霸王出身高贵，坐拥兵马无数，是一个具有英雄气概的杰出领袖。因此，他从来不把小小的刘邦放在眼里，认为一个亭长不可能有撼动自己地位的能力。但是，刘邦和项羽之间的争斗，最终却以项羽惨败，乌江自刎告终。再比如说，三国时期的曹操，权大势大，兵马无数，却在赤壁之战中输给了势单力薄的蜀吴联军。

毛泽东曾经说过："谦虚使人进步，骄傲使人落后。"骄傲自大的人就像井底之蛙，自以为是，结果把自己前进的道路都给封死了。

金溪县有个农民家的儿子叫方仲永，家里世代以耕田为生。小时候，仲永从来没见过笔墨纸砚。他5岁的时候，忽然哭着跟父亲要写字的工具。父亲很惊讶，到邻居那里给他借来了一套纸笔。拿到笔以后，仲永居然当场写出了一首诗，内容是关于孝敬父母，团结同胞的。诗写完了以后，他把自己的名字也署在了后面。父亲很吃惊，把仲永写的诗拿给全乡百姓看，百姓对此纷纷称赞不已。从那以后，很多人来找仲永作诗。而仲永呢，总是能立刻写出让人满意的东西。渐渐地，仲永的名声传遍了乡里和镇里。仲永的父亲不管走到哪里，都会受到不错的接待。前来请仲永作诗的人开始给仲永父亲一些钱作为报酬，仲永的父亲也喜欢上了这种感觉。仲永到了上学的年纪，父亲也不让他去，强迫他拜访乡里和县里的人家。明道年间，王安石和父亲路过金溪县。王安石早就听说了有关仲永的事情，那一年，他见到仲永的时候，仲永二十三岁。他写出来的诗词，已经不能跟以前响亮的名气相匹配了。七年之后，王安石再次路过那里，打听起仲永的情况。别人告诉他，仲永现在已经是个普通人了，他的天赋已经耗尽了。

仲永的才华是天生就有的，他有着超强的天赋和优秀的领悟力。但是，由于他并没有接受后天的教育，使他原先有的卓越天资慢慢消失，最终变成了一个普通人。

拿破仑兵败滑铁卢，庞涓被孙膑军队乱箭射死，关羽丢失荆州……这些人，无不用血淋淋的教训向我们传达一个真理：骄傲会让人失败。科学家巴夫告诫年轻人说："你千万不要被骄傲的情绪控制住。骄傲的情绪，会让你在某个特定的场合中变得倔强固执。骄傲的情绪，会导致你不接受好朋友的忠言逆耳。骄傲的情绪，会让你丢失对客观事物的评判标准。"

骄傲的人，总是孤芳自赏，听不进任何人的意见。他们觉得，自己说话就像"一鸟入林百鸟压音"那样，只要别人听自己的声音就好了。只允许自己发表观点，听不进别人半句劝告。在做事情上，骄傲的人自以为经验多，办事稳，根本不去慎重对待问题，只凭印象和感觉去决定。这样的办事方法，只会把事情办砸。

本身就骄傲的人，若是再有一两项特长，那就更不得了了。

他们会因为自身的优越感，而看不起别人。觉得自己是"高高在上"的统领，别人都是小鱼小虾。其实，这种良好的自我感觉对于一个人来说，是最可怕的。在办事情过程中，他们总是轻视别人，抬高自己，最终导致失败。

骄傲的人，一般都会有些炫耀的资本。不是有些灿烂的过去，就是立下过一些功劳，做出过什么成就。在这些光辉照耀之下，让他们有了一种自己比别人都强的优越感。他们会时不时地把这些辉煌拿出来炫耀，显摆自己是多么的出众和优秀。但是，时代在发展，社会在进步。你即使有过功绩，有过荣誉，可如果躺在那些"功名册"中停滞不前，总想着炫耀"老本"，总有一天，这些资本是会被消耗尽的。随着人类社会的发展，必然会出现很多新的问题、新的矛盾、新的事物。而老旧的"功绩"是无法应对这些新鲜事物的。如果你不解决新的问题，不从新的问题中吸取经验和教训，为以后的路打下基础。那么，你只会跟时代脱节，成为一个活在"过去"中的人。而且，骄傲的人遇见矛盾和问题的时候，很少冷静下来对当前进行分析，或者为解决某个问题做准备。所以，他们真的遇见问题的时候，往往会把自己搞得不知所措，一身伤痕。

老舍曾经说过：骄傲自满是我们的一座可怕的陷阱，而且，这个陷阱是我们自己亲手挖掘的。

骄傲是一个囚笼，而骄傲的人，就是编织囚笼，最后导致自己作茧自缚的凶手。

# 偏见就是戴着"有色眼镜"看世界

　　在英文中，偏见一词源于拉丁文"praejudicium"，意思是：提前判断。在《中国大百科全书》中，对偏见的定义是：偏见是指根据一定的表象或虚假的信息相互做出判断，从而出现判断失误或判断本身与判断对象的真实情况不相符合的现象。

　　跟别人相处的时候，我们总习惯戴着"有色眼镜"，给别人强加上我们所认为的"标签"，把别人装在我们设定的方框中。我们喜欢武断地评判一个人：这个人很善良，那个人很卑鄙；这个人不是好人，那个人争强好胜……我们这种武断的观点，往往让人或者事物真实的一面隐藏了起来。

　　关于偏见产生的原因，美国社会心理学家阿伦森是这样说的："针对一些特定的人，抱着负面的，或者不友好的情绪，根据不正确、不全面的信息概括而来的观点，就是偏见。"

　　有观点认为，偏见是自身的心理障碍。也有观点认为，偏见产生的根源是群体竞争，是为了在集体中掌握权力和资源的结果。而最常见的社会理论认为，偏见产生的原因，是由家庭、成长环境、朋友和媒体等社会因素共同带动下形成的一种情绪。

　　偏见存在于不同的区域之内。在特定范围之中的人，肯定存在着一些相同的生活方式。这种"相同"，使他们能够彼此包容。时间长了，这个范围之内的人就会形成一种独特的生活方式和人文环境。这种集体的"相同"，有助于帮助这些人认知到集体的存在感，从而更加紧密团结。而生活在另外一些区域的人，也有自己的生活方式和人文环境。由于各区域之间相互独立，而且，他们的语言、思想、生活习惯等方面都存在着差异。所以，区域之间无法相融。在这种情况下，一个群体就会根据自己的思维模式对另一个群体做出判断，进而对另一个群体产生偏见。比如说，北方人提起南方人的时候，常常会说"他们很滑头"。

个人的偏见往往隐藏于集体的偏见之中。虽然一个集体内有共同生活环境和习惯。但是，人与人之间依然存在身份、地位、性别、经济、宗教等多方面因素的差异。这种差异化是影响人与人之间认知最主要的因素。随着社会的发展，经济因素已经成为导致偏见产生的一个重要方面。最近几年，因为财富导致的各种暴力、仇杀事件不断上演。而且，在媒体的推波助澜下，更是将人们的焦点引向了经济和财富上。

比如，你看见有钱人家的小姐少爷时，会不由自主地想到这是个"富二代"，然后，你就会不自觉地把他们跟"败家子""纨绔子弟"等词语联想到一起。这种偏见是社会大众化普遍都有的一种观念，可见，偏见的影响是多么的可怕。


一个阴雨的天气中，在一个饭店内，两个女人拼坐在同一张桌子上用餐。一个女人把雨伞靠在桌子边上，另外一个女人吃完饭以后，很自然地拿起桌边的雨伞要走。雨伞的主人不高兴地喊道："喂！那是我的雨伞！"另一个女人才反应过来是自己错拿了，尴尬地道歉。后来，她想着自己和孩子的确应该买两把雨伞了，于是就到附近的超市买了两把。从超市出来以后，这个女人坐上了公交车，碰巧又遇见了餐厅内雨伞的主人。那个女人看着她手中的两把伞，上下打量了一下她，用轻蔑的口吻说："呦，今天成绩挺好呀。"

　　雨伞的主人因为对面的女人错拿了自己的雨伞，以为她是故意这样做的。所以，当她看见她手中的雨伞的时候，就以为她以同样的方式偷了别人的伞。在现实生活中，类似以上这种偏见随处可见。偏见是人性中最常见的一种弱点，它使人们容易根据先入为主的印象，错误地去评判一个人。如果你对一个人的第一印象良好，你就有种想亲近他的感觉。如果你对他第一印象不好，你会自然地远离这个人。而且，一旦你们在交往之中，你对他的印象有了足以证明其确实存在某种缺点的痕迹，你对他的态度就会更加冷淡。这种情绪会把本来就不好的第一印象拉得更低。有些时候，某种特定的情况也会让你做出错误的判断。比如，一个跟你借过钱的朋友，由于手头实在太紧，迟迟没还。你会因此判断这个人不讲信用，觉得他是故意不还的。而事实是，他正在为筹钱还给你这事着急上火呢。

　　所以，我们在与人交往的过程中，要尽量避免带着"有色眼镜"妄下判断。那么，怎样才能帮助自己摘掉这副"眼镜"呢？

首先，对待别人要真诚。用比较平和的心态去看待身边人和身边事，学会设身处地地站在别人的立场去想问题，多考虑考虑别人，尽量消除对他人的偏见。其次，评定一个人的时候，不要被第一印象所迷惑，第一印象往往都是肤浅的。更有些人，仅仅通过长相来评价一个人，这类人，是最容易对他人产生偏见的人群之一。

其实，喜欢带着"有色眼镜"看别人的人，或多或少都有一些心理问题。大多数人，是因为心眼小，自己生活的态度都不积极，又怎么给别人一个正确的评价呢？多交一些朋友，这样能使你心胸开阔。朋友是人生一笔宝贵的财富，多结交一些志同道合的人为伴，能有效带你远离偏见。

想消除对别人的偏见，要对他有一个正确的认识。在与对方谈话的过程中，你可以对对方的人生态度、价值观念、政治主张等表现出强烈的兴趣，这样，就会让他感觉你是个有吸引力的人，他会因此产生出想多亲近你的想法。看一个人的时候，要全方位地去看。要知道，人无完人。

一个人再普通，也肯定会在某方面比较突出。一个人再优秀，也不可能毫无缺点。不要吹毛求疵，不要挑剔别人的缺点。全方位地看待他人，就能帮你走出"偏见"的误区。

# 怎么可能别人总是错的

　　我们在跟别人聊天的过程中，如果仔细倾听，就会发现。人们在谈论自己的家庭、婚姻的时候，一说起别人的过错，总能滔滔不绝，听上去好像特别有道理。而说自己的时候，往往是以一个受了委屈的被害者的角度来说的。但是，矛盾产生的原因真的只是别人单方面的过错吗？

　　有个年轻漂亮的姑娘，出差回程坐火车的途中，在车上买了一份报纸和一包饼干。她买完饼干，就放在了火车的公用桌上，专心地看起报纸来。一会儿，她忽然发现坐在对面的男士正从桌子上的饼干袋中取饼干吃。这个姑娘很生气，心想："这个男人怎么能这么没礼貌呢？"她一边想着，一边伸手从自己的饼干包中拿出一块来塞到嘴里，她想告诉他，这包饼干是她的。谁知，对面的男士并没有因此停下来，继续吃着。姑娘很想警告他一句，但是忍住了。她想："我的饼干不能都让他吃了。"于是，她也看不进去报纸了，只是跟着男士一块一块地"抢"饼干。当袋子里剩下最后一块的时候，男士微笑着看看她，把饼干掰成了两半，递给姑娘一半。这时，火车到站了。姑娘生气地抓过那一半饼干，拿起自己的包就下车了。边走还边嘀咕："这个男人太可恶了。"姑娘到家以后，把自己随身的拤包打开找东西的时候，惊讶地看见包里放着一袋饼干。她恍然大悟，原来在车上吃的那袋饼干不是自己的，而是那个男人的。她顿时为自己粗鲁的行为感到后悔，回头想想，那个男人不但什么都没说，就连最后一块，都是跟她分享的。

在我们的生活中，这种误会很多。有时候，我们总是责怪别人，固执地认为自己是正确的。但实际上，错的是我们自己。

在人与人的相处中，要学会减少对别人的猜疑，这种猜疑往往就是你对别人产生错误认识的根源。有人怀疑父母不心疼自己，有人怀疑老师排挤自己，有人怀疑领导给自己穿小鞋，有人怀疑同事在背后说自己坏话，有人怀疑朋友对自己做了不好的事情。由于猜疑，你会心生怨恨，从而对他人产生责备的心理。虽然人与人之间的矛盾不可避免，但若能减少猜疑和计较，你就会发现，不必要的矛盾少了。

越亲近的人，越容易产生矛盾，因为你们每天都生活在一起，摩擦是无法避免的。相反，交情不深的人，懂得彼此包容，懂得试探性交往，反而不容易计较。我们最需要学习的，就是如何避免跟亲近的人产生矛盾。当你想发脾气的时候，可以试着让自己先冷静下来，不要对亲近的人说出太过激烈的话。多想想自己的问题，平缓住自己的心态。只有这样，你们之间才能一直友好相处下去。

跟外人交流的过程中，切忌只凭表面看到的现象，就去错怪一个人。很多时候，你不明所以地去责备别人，可其实，错在你这里。总是往别人身上推卸你应该承担的责任，这种状况，是最悲哀的。脸面上的争强好胜是矛盾产生的根源之一，你自尊心太强，不允许别人有一点侵犯，所以才喜欢把错误都归结到别人的身上。

有一个人，只要跟身边的朋友待在一起，就会发生争吵。时间长了，身边的朋友都不再理他了。可他认为都是别人的错，自己是无辜的。他到处指责每一个朋友的不是，说他们不懂得反省。可回过头来想想，真正需要反省的到底是谁？

严于律己，宽以待人。这句话经常被现在的人反过来演绎。一个巴掌拍不响，两个人发生矛盾，责任必然是双方的。没有必要让别人都来适应你的观点，我们改变不了别人，却可以改变自己。不要说自己什么错都没有，自己多做检讨，给别人一些宽容和理解。这样才能提高自我的修养，给自己一颗容纳万物的心。


## 跳出自己"高人一等"的执念

调查研究显示，85% 以上的学生认为，自己比别人的交际能力要强。95% 的老师认为，自己的教学水平比其他的老师高。90% 的司机认为，自己的驾驶水平比其他司机好——即使是出过交通事故的司机，也是这么认为的。

我们在把自己看成最好的同时，也会自然地把别人看成差的。这种用负面情绪看待别人，通过反差给自己找良好自我感觉的心理，叫作"下行社会比较"。我们在这种心理的指导下，就会在肯定别人的同时，也给予一些否定。比如"你很有钱，只是头发有点少""你长得很漂亮，就是身材差了点"……

这种"高人一等"的心理，会让我们不自觉地挖掘别人和社会的阴暗面，盯着别人身上的瑕疵不放。即使你对自己的意图有所掩盖，也会在不经意间流露出来。

现实生活中，自我感觉良好的人都有一个通病：喜欢找别人身上的瑕疵和毛病。比如，有些人就是不喜欢看明星光鲜亮丽的样子，专挖他们素颜凌乱的样子来爆料。这种行为是愚蠢的，这些人，通过这种方式得到内心的满足，却不知道这种行为会给自己带来多么严重的后果。

在生活中，你可以随处听见别人的炫耀，看见别人对自己的夸赞。心理学家有时候会用"忘忧湖"效应来比喻这种心理。忘忧湖小镇是盖瑞森·凯勒笔下的一个地方，那里的男人魁梧，女人漂亮，小孩更是聪明优秀。所以，用"忘忧湖"效应来比喻那些自以为在人格和特质上都比别人强的人，再适合不过了。研究显示，大多数人都会认为自己更受欢迎、更聪明、更幽默、更能吃苦耐劳、更值得信任、更加友好。而且，大多数人都认为，自己能很公正、很客观地认识自己。这种结果显然是让人啼笑皆非的。很多人，正是因为无法正确认识自我，才会误判自我的价值，导致对别人的贬损。

有时候，能不能正确认识自己，只在一念之间。

　　宋朝高峰妙禅师总是昏昏沉沉的，为了让自己清醒过来，他找了一处悬崖边上的妙高台打坐。妙高台面积很小，万一睡着了，就会坠入悬崖。刚开始的时候，禅师因为畏惧，还能保持住清醒。后来，恐惧感一点点消失，他又开始昏昏沉沉的了。有一次打坐的时候，他睡着了，一头就栽倒进了悬崖中。掉到半山腰的时候，一双手托住了他，把他送回了妙高台上。禅师诧异地问："是谁？"一个声音在耳边响起："我是护法韦陀。"禅师听了大喜，觉得自己得到了护法的庇佑，认为自己很了不起了。这时，护法韦陀又说："你的心中现在升起的，是一种我慢心，我不会再护持你了。"禅师听了很难过，愧疚地想："刚才真不应该生出我慢心，现在护法不再护持我了，都是我的错。为了早日修成正果，我还要在这里坚持，就算摔死了也不怕。"禅师想着，就又坐到了妙高台上，日复一日。有一天，禅师在打坐的时候又睡着了，再次掉进了悬崖。禅师立刻惊醒，想着："完了，这回肯定是死路一条了。"谁知掉到半山腰的时候，他又被一只手托住，送回了妙高台。禅师再次诧异地问："是谁？"那个熟悉的声音响起："我是护法韦陀。"禅师问道："你不是说，不再护持我了吗？"韦陀回答："你上次的真诚悔过之心，足以弥补你的我慢心。"

其实，生活在社会集体中，生出"高人一等"的心理并不罕见。但是，只要你能像禅师一样，学会抑制住自己的我慢心，经常反省、检讨自己，就能有效摆脱"我比别人都强"的执念。

"下行社会比较"对我们来说，只有害处，没有一点好处。为什么我们一定要把别人比下去，让自己鹤立鸡群、高高在上呢？为什么我们要抱着这样的心态，让自己陷入孤立，让别人远离我们呢？

当你认为自己很了不起的时候，不妨提醒自己一声，我没有任何资本让我自以为是。跟其他人相比，我也只是一个再平凡不过的普通人罢了。这个世界上，有很多人比我聪明、比我优秀、比我会交际、比我更审慎，我需要虚心向这些人学习，不能自高自大。


## 每个人都或多或少地"自恋"

那喀索斯，是河神菲索斯和女神利里俄珀的孩子。他在河边的时候，看见了自己印在水中的倒影，并疯狂地迷恋上了自己。他为了欣赏自己的影子，不肯离开河边，最终死在了那里，自恋（narcissism）一词，由此得来。

自恋的人，一般都是开心的。在他们眼中，自己有着独特的魅力和吸引力。而且，不管在什么方面、什么场合，他们都自认为有足够的资格被优待。那么，这种自恋是怎么产生的呢？

每个人都有一个对自己认可的程度，自我认可比实际差的，会产生自卑感。自我认可比实际好的，会产生骄傲感。而自我认可比实际程度好太多，并因此而自我欣赏的，就叫自恋。这种自我认可的形成来自多方面因素。

一、家庭因素。现在很多家里都是独生子女，家长对孩子百依百顺，孩子在父母的溺爱中成长，天天被家长捧在手心上，很容易就形成"自己也把自己捧在手心里"的心理。尤其是某些单亲家庭，家长对孩子不仅是溺爱，更在孩子面前肆无忌惮地表达对另一半的不满。这会让孩子产生一种错误的观念——别人都不如自己好。

二、缺少朋友。计划生育以后，每个家庭中孩子的数量减少。如果不积极结交朋友，就会变得孤僻、内向，从而变成自我欣赏。

三、成长环境的影响。在中国，孩子是家庭的主要话题，父母都喜欢在外人面前夸赞自己的孩子。这种宠爱会让孩子自我感觉良好，看不起别人，并产生自恋倾向。

四、经历影响。某些精神上或者肉体上的打击，会让成年人产生心理阴影，对其他人丧失兴趣，将所有的焦点都放在自己的身上。

自恋，其实是我们在成长过程中没有摆脱掉的部分儿童天性。很多心理治疗师认为，自恋是心理疾病产生的源头，是阻碍一个人性格发展的重要因素。关注自己并没有错，但是毫无节制地自恋就会引起很多其他的心理疾病。

自恋的人喜欢把所有的目光都聚集到自我的身上，并用自己认定的标准来要求别人照做。如果身边的人做出符合他们想法的事情，他们就会开心，反之，他们就会抑郁，发怒。虽然自恋的人都感觉自己不错，但是在别人眼中的他们，又是什么样的呢？

在一项针对大学生对自己交往能力评判的研究中，研究者对很多大学生进行了问卷调查。调查问题包括建立友谊关系的牢固程度、与外界沟通的能力、解决外界矛盾、给别人提供感情帮助等问题。不出所料，自恋的人对自己在这些方面的能力有很强的自信心。研究者拿到试卷以后，对答题者的室友进行了采访。室友说，他们的交际能力并没有像在问卷上回答的那么强。尤其是关于"自己是否受到别人欢迎"这个问题，答题者的答案无疑是肯定的。但是室友的回答却远远低于他们对自己的认可。

由此可见，自恋这种情绪总结为一句话，并不是"我是一个优秀的人"，而是"我认为，我是一个优秀的人"。当然，谁不喜欢在生活中当主角呢？但是，自恋者是最容易产生心理落差的一个群体。虽然他们认为自己是"合群的"，但是，他们身边的友谊和支持却越来越少。社会上的大多数人，都不喜欢跟有自恋情结的人交往。他们知道，自恋的人都有些自大，他们会把自己的想法强加到别人的身上，强迫你来满足他的需求。所以，人们对自恋的人，往往都是避之不及的。

那么，怎样才能摆脱自恋呢？

自恋的人，最需要走出"自我"，面向社会。必须抛弃"自我"的标准，用别人的标准和社会的标准来看问题。扩大自己的兴趣范围，把目光从自己的身上移开，转到其他人的身上。另外，要控制"自我恋爱"的潜意识，放弃个人主义和利己主义，不要只关爱自己，而对他人的事情视而不见。即使自己有过人的容貌、超群的技艺、优越的天赋，也不能陷在自己的世界中孤芳自赏。受到别人的指责和批评时，先抑制住自己的怒火，不去追究别人的责任，想想是不是自己的问题。多参加社交活动，听听别人对你的评价，这是一种有效的，能帮助你摆脱心中那个不切实际的自我的方法。

## 谦卑是"自我主义"最缺乏的品质

谦卑和骄傲是两个截然相反的状态。谦卑的人，不摆高姿态，不炫耀夸赞自己，懂得中庸之道，谦虚为怀。

骄傲是害人的毒苗，这一点自是不必说的。就像推翻明王朝统治的李自成一样，他带领的农民起义军，经过十几年的南征北战，终于推翻了明朝的统治。但是，他却因为一时的功勋而沾沾自喜，最终清军入关之时，后悔已晚。又如吴王夫差，因一时打败了勾践，就狂妄自大起来。结果，勾践在几年的卧薪尝胆之后，终于战胜了这个只会贪图享受的昏君。

相反，三国时期的刘备，为了请诸葛亮出山，不惜一再放低自己的身份，三顾茅庐。最终，诸葛亮终于被其诚意所感动，答应出山。也正是在诸葛亮的辅佐下，刘备才完成了"天下三分"的霸业。另有40多岁的杨时，为了求知而程门立雪，他的这种谦卑的精神值得我们每一个人学习。

历史上，有关骄傲和谦卑的事例数不胜数。多少人因为狂妄自大而一败涂地，又有多少人因能忍一时之痛而终成大业。

有一天，耶稣对这个世界上自以为是、看不起别人的人说了一个故事：有两个人冲着上天祷告。一个是法利赛人，另一个是掌管税收的官吏。法利赛人在祷告的时候，站着说："神啊，我从来都不会像别人那样，做一些不忠不义、奸淫掳掠的事情。我比这个官吏更虔诚，我每周都有两次禁食，凡是我的收入，我都会捐出一部分。请您保佑我吧。"与此同时，另外那个掌管税收的官吏沉沉地低下头，按着胸口说："神啊，原谅我所犯下的一切罪孽吧。"结果，耶稣将宽恕和恩德给了这个官吏，而没有给法利赛人。说到为什么这么做的时候，耶稣是这样解释的："凡是自恃清高的，必降为卑；凡是谦卑谨慎的，必升至高。"

什么样的人需要培养谦卑的品质？你需不需要呢？先别着急

回答，你可以静下心来问问自己，我是不是一个不肯低头的人，是不是一个喜欢为自己辩护的人，是不是一个刚愎自用、不听劝告的人，是不是一个自命不凡、总想树立自己良好形象的人，是不是一个喜欢报复的人……

如果你是，那么就说明，你该给自己清除一下"自我主义"的毒害了。其实，要想摆脱"自我主义"并不难，关键就在于，学会谦卑。

谦卑的智慧，在于放低自己的地位。谦卑的人，会把自己的姿态放到最低。遇见夸夸其谈和自我吹嘘的人，他们往往选择淡淡一笑。这种安静的力量，就足以让对方无地自容。

想要学习到更多的知识，让自己的前途一片光明，就不能骄傲，不能看不得别人好，不能听不进别人的劝告。只有脚踏实地，做一个谦卑的人，才能实现你的理想和目标。

你不是完美的，在某些事情上，你可能会比别人优秀。但在其他事情上，你肯定有不如别人的地方。不要嫉妒别人比你好，学会发自内心地赞美别人，这样，你才不会被本身的局限性束缚住。如果可以，你最好拿一张纸，把别人做得比你好的事情记下来，时刻提醒自己。这样，能帮助你认识和接受更加真实的自己，一个既不自卑，又不骄傲的自己。

遇见自己不擅长的事情，勇敢地承认，然后用心去做。不要怕犯错误，犯错误是每个人都避免不了的。对自己的要求若是太严格，就会让你变得争强好胜，进而不愿意承认自己的缺点。所以，要摆正自己的心态。另外，别总拿自己跟别人比。有些人，不管是学习还是工作，甚至玩游戏都要比别人好。如果别人比自己强，他就会不高兴。这种"我一定要比别人好"的心理负担都是自找的枷锁。你可以试着提醒自己，我允许别人比我强。

如果你仍然感觉自己在各方面都很优秀，那么不妨给自己培养一个兴趣爱好，去了解甚少的领域看看新鲜的事物，让自己置身于探索之中，听听行家专业的分析和讲解。这样，能有效帮你虚心吸取他人的看法。

另外，为自己设定一个目标。比如说，我这个月的业绩要冲进公司的前五名。这样，你就会在自我的不断提升中认识到，我们之所以成功，并不是因为别人失败了，而是因为我们努力了。

从今天起，从现在的这一刻开始，试着做一个谦卑的人，试着去接纳一切吧。

## 第三章

# 正确认识你自己

## 自欺欺人只会加重心理负担

　　所谓诚其意者，毋自欺也。如恶恶臭，如好好色，此之谓自谦。故君子必慎其独也！小人闲居为不善，无所不至；见君子而后厌然，掩其不善而著其善；人之视己，如见其肺肝然，则何益矣？此谓诚于中，形于外。故君子必慎其独也。

——《大学》

　　这段话的意思是，想要当一个真诚的人，就不能自己欺骗自己。就好像你闻到腐臭的气味，就会讨厌一样；就好像你看见美丽的女人，就会喜欢一样。所有的感觉都是发自内心的。所以，品德高尚的人，即使是一个人待着，也要怀着一颗审慎的心。而品行不好的人，在人后做尽坏事。一旦看到品行比自己好的人，就避之不及。他们用夸夸其谈来掩饰自己做过的坏事。岂不知，别人看他们的时候，就像直接看到肝脏心肺那样明了。掩饰又有何用处？这就是：内心是什么样的，外表就是什么样的。所以，品行高尚的人，就算是一个人的时候，也要谨慎。

朱熹在《朱子语类》中说："因说自欺欺人曰：欺人亦是自欺，此又是自欺之甚者。"这就是成语"自欺欺人"的出处。朱熹告诉人们，在我们的生活中，大多受到的欺骗都是自己给的。一旦陷入了自我欺骗之中，人就会因麻木而无法自拔。

没有人喜欢美中不足，对于很多人来说，失败和愿望的落空是难以承受的。人们为自己设立了目标之后，经常会强迫自己去实现，不允许出现纰漏和差错。前进路上的挫败，对于有些人来说，是致命的打击。在这种情况下，这些人为了给自己找个恰如其分的理由，就会想尽办法欺骗自己，欺骗别人。自欺欺人最典型的例子，就是掩耳盗铃的故事：

春秋时期，范氏被晋国灭了以后，有人想趁此机会去他家偷点值钱的东西。此人爬入范氏的院子中，看见里面挂着一口用青铜打造的大钟。钟身上雕刻着很精美的纹路和图案，此人看见以后窃喜，想着一定要把钟背走。但是，青铜钟太大，根本拿不动。他想了很久，除非把钟敲碎成几块，这样就好拿了。于是，这个人找了一把锤子，开始砸钟。谁知，刚一敲，青铜钟发出巨大的声响。这个人害怕了，心想着，这声音也太大了，我若继续砸下去，万一让别人听见了，不就知道我是来偷东西的吗？这时，钟声的回音还没有消散，这个人慌张地抱住大钟，想让它不要再响了，可是不管用。他越听越害怕，赶紧堵上了自己的耳朵。谁知，钟声居然变小了。这个人开心极了，这回没有人能听见了。于是，他找东西堵住了自己的耳朵，放开胆子砸了起来。砸了几下以后，人们都听到了响亮的钟响，纷纷跑了过来，把这个偷钟贼抓住了。

偷东西的人以为，只要自己听不见了，别人也听不见了。这种自欺欺人的愚蠢行为，简直可笑至极。鲁迅先生说过："中国人不敢正视各方面，用瞒和骗，造出奇妙的逃路来，而自以为正路。在这路上，就证明着国民性的怯懦，懒惰，而又巧滑。一天一天的满足着，即一天一天的堕落着，但却又觉得日见其光荣。"

人们都认为，自我欺骗是不对的，但同时，又在自我欺骗着。有人天天被老公打，却骗自己说老公还是爱她的。有人被占卜迷信骗了很多钱，却认为破财免灾，说自己是在花钱买平安。既然自欺欺人不好，那么，为什么还有那么多人这样做呢？

心理学研究发现，人们在解释事件的过程中有个通病：把成功的原因归因于自己，把失败的原因归因于外界。所以，当一件事情往好的方向发展了，人们对自己的信心就会增加。当事情发展得不好了，人们通常会为了逃避责任去寻找借口，把出错的原因推给外界因素。在高兴享受成功的同时，又不停为自己的失败找借口，自圆其说。这是自欺欺人最常见的心理特质。

对于外界跟自己相关的信息，人们喜欢选择性地加工。比如说，外界的信息对一个人有利的时候，这个人很少会去想这个信息是否真实，大多情况下会照单全收、欣然接受。但当外界信息对一个人不利的时候，这个人会马上寻找出这个信息的突破口，对其进行反驳，以提升自我价值。这种心理还反映在自我评价上。比如，家长都希望自己是一个合格的好父亲、好母亲。但是好家长的标准是什么？没人能给出准确的定义。在这种情况下，人们就会为自己的行为找各种合理性的说辞。没时间照顾孩子的家长会说"我从来不束缚孩子，让他们快乐地成长"；喜欢打孩子的家长会说"棍棒底下才能出孝子，以后我儿子还得感谢我呢"；溺爱孩子的家长会说"我的孩子有一个快乐的童年，他要什么我就给买什么"；忙于工作的家长会说"我正在给孩子树立一个勤劳刻苦的好榜样"。在他们的口中，自己都是一个称职的好家长。

有些自欺欺人的人，喜欢把外界对自己不利的信息说成别人的偏见。他们看不到自己身上的缺点，总认为别人是因嫉妒或羡慕才捏造出有害自己形象的流言。这样的人，在忽视自己缺点的同时，喜欢着重强调自己的优点。这样的人一旦成功了，就会把自我价值抬到天上去。他们若是失败了，就会把自己的不足推给全人类，认为失败是所有人都避免不了的。之所以失败，不是因为自己不够优秀，而是因为所有的人都会失败。

考完试，老师发下成绩之后。考得好的学生都认为自己在考试中发挥正常，考得不好的学生更倾向于考试题出得太偏、太难。公司里，老板给成绩优秀的人涨了工资。有些人失望了，他们认为自己已经很努力了，业绩也不错，之所以没涨工资，是因为老板有私心。

生活中，我们总有欺骗自己的时候。虽然自欺欺人能帮助我们维护"脸面"，增加信心。但是，欺骗行为的本身，毕竟是对自己真实能力和水平的一种扭曲。总是欺骗自己，你就无法正确认识自己。

当你想欺骗自己的时候，最好先扪心自问一下：我为什么要欺骗自己？是为了欺骗别人吗？我骗得了别人吗？

为了逃避应该承担的责任就欺骗自己，这种行为实际上是对自己的一种否定。人作为世界上的一种存在，有着发达的思想。若将这优秀的资源用来自欺，那是在浪费生命。我们在成长的过程中，不停地追求着、展现着最真实的本我。如果把这种真实隐匿起来，人只会迷失自己，与原本应有的成功渐行渐远。


## 不要给自己乱贴"标签"

每个人都有构建自己的能力，在我们心中，对自己应该是有一个基本的评价的。可是，我们又常常感到困惑：我究竟是一个什么样的人？

有个大学毕业生，绘画专业毕业的。毕业以后就回到了老家，老家是个小城市，没有绘画行业，这个大学生就一直在家待着。

别人问他为什么不出去找工作，他回答说，自己只适合搞艺术，其他领域做不好，也不擅长。就这样，他在家一待就是五年。

人们在审视自己的时候，总是会从多个方面入手，这样的自我意识叫作个体特性。这种特性本来只用于自己认识自己的，但是现在，这种特性已经被来自社会和他人等多方面的意识影响了。也就是说，对自己的认识不光源于自己，也源于外界。

从各个专业毕业的学生们，在说到自己适合从事的行业的时候，觉得特别神气。有人说自己是搞金融的，有人说自己是搞管理的。仿佛给自己贴上了行业的标签以后，就真的像那么回事了。人们用自己的方式给自己贴着各种标签，也在用自己的方式给别人贴标签。

初次见面，人们喜欢相互交换名片。对方第一眼看名片的时候，总要先记住你叫什么，是干什么的，取得了什么样的头衔或职位，然后根据这些给彼此定位。比如说，名片上印着：李某某，W化学医药公司，营销部，某某区域总代理。看到化学医药公司，对方一定先想到这是个搞理工科、擅长药品研究的人。看到营销部和总代理，又会给这个人下个定义：搞营销的人，社交能力一定很强，口才很好。就这样，李某某在对方脑海中的标签就形成了。

现在的社会上，有很多这样的测试机构：孩子还很小，甚至不懂事的时候，就给他做个职业测试，预测他未来适合从事什么行业，并把以后的职业规划都给孩子设计出来。父母听信了这些话，开始将孩子往这个方向培养，而孩子听信了父母的话，认为自己只适合做这个规划出来的东西。就这样，孩子丢失了最真实的自己，只会按照事先贴好的标签去走规划好的道路。虽说他们教孩子正确认识自己没什么不好，但是，在一个孩子还没有形成自己的意识，没有踏入这个社会的时候，就通过一些测试去决定他未来的道路，这种行为太奇怪了。

刚出生的我们，根本没有任何差别。自己适合做什么，是要看成长中对自己的管理和摸索而定的。就像上学选专业一样，你选择学文还是学理，是要在相关课程都学习过之后，找出自己更喜欢更擅长的继续深造。上班也是如此，别人觉得你适合干什么没有用，必须要找到自己喜欢从事的行业，这样你工作起来才有劲头。

人们给自己贴标签的方式繁杂多样，甚至有些人是根据星座和血型来鉴定自己的。比如，A血型的人认真负责，不爱抛头露面，社交能力不强；B血型的人活泼外向，组织能力强，但是多变而且自私，等等。

心理学家做了一项试验，他们找来一批相信星座性格的人和一批根本不懂星座是什么的人，看他们与星座性格的相似度。结果，相信星座的人表示，自己的性格与星座性格基本吻合；而不相信星座的人，被星座性格搞得很纳闷，他们发现自己的个性跟星座性格毫不符合。这一研究结果，让资深的星座控们很慌乱。

一个在校的女大学生，一直认为自己是白羊座的，她的生活是严格按照星座运势来进行的。突然有一天，她发现自己原来是处女座。这一发现彻底让她迷乱了，她觉得自己之前的人生都白过了。

　　之前听说过这样一个事情，一个给占卜网页写星座运势的笔者说："星座这个东西，到现在我都认不全，都是看别人的东西瞎编出来的，就是为了赚点钱。"

　　这些道听途说是真是假暂且不论，只是我们在思考自己人生的时候，是不是应该好好想一想，我们究竟要做一个怎样的"我"？是拥有正确的自我认识和自我价值的"我"，还是一个为了标签而扭曲的"我"？

　　某著名女编剧刚毕业的时候，是做营销的。很多人问她为什么选择这个职业，难道不认为这个行业很难做吗？女编剧回答说，自己只是在社会上摸索，听着有这样一个行业，就去做了。只要是工作，就没有不辛苦的。既然选择了，她就要去做好。她是一个认真努力的营销员，日子长了，业绩上去了，很多人都说她就适合做这行，在这个行业中能有大发展。但是，一次偶然的机会，她接触到了写作。她突然发现，自己在另外一个领域中也可能会做出一番成就。于是，她开始尝试着给网媒写稿子。当时，很多人都劝她转行，说她没有功底，不适合写作，应该老老实实地继续做销售，不要放弃了自己擅长的东西。在众多的压力下，她也迷茫过。但是，她仍然坚持自己的选择。刚起步的时候，她为了赚几百块钱的稿费，连续熬了5天5夜。也为了写一篇几千字的迪士尼介绍，亲自跑到香港体验生活。慢慢地，她博客的访问量逐渐上升，写作的领域也由小报小杂志延伸到书籍、歌词和电视剧等多个领域。她说，自己曾经也花过昂贵的价钱做过职业测试，测试告诉她，绝对不会在文化领域和写作领域有所发展。但是，她的坚持给她带来了意外的收获。

　　人们在谈论自己的时候，总会说这样的话："我不适合干那个""我是个内向的人，不懂交际"等。这些对自己的定义，其实就是一种标签。一旦它在你的脑子里形成了，你就会被它们限制住了。

　　如果你已经被自己或者别人的思想贴上了标签，那么，是时候撕掉它们了。记住，不要轻易给自己下定义，更不要相信别人给你下的定义。把别人定义你的"擅长"抛开，你各方面的能力和潜质才会被充分挖掘出来。

　　想要撕掉这些标签，只要把自己的思想和个体特性改写一下就行。把"我只适合做某某行业"的标签摘掉，换成"我要去做我喜欢、我擅长的行业"；把"我不可能完成这项任务"的标签摘掉，换成"我一定会成功"。

　　就这样，将负面的标签换成积极的，不断给自己提供足够的勇气和信心，这样，你成功的道路才会越走越宽。敢于在路途中尝试、突破自己，敢于面对、解决遇到的困难，这才是成长的意义。

## 嫉妒是因为过于"自我"

嫉妒是人们为了争夺权力，对相应的幸运之人，或具有幸运资质的人怀有的一种敌视、排斥、贬损的心理。当别人在某个方面比自己强，或者看似比自己强的时候，人们就容易产生嫉妒心理。它是人类正常的情绪之一，是人与人之间关系的一种体现。一旦对方享有的某项利益和特权是你特别想拥有却未拥有的，你可能会因此生出怨恨的心，这种不平衡的心态让人难受，在这种心态的驱使下，人们会做出很多邪恶的事情来。所以，从心理学角度上看，嫉妒属于一种病态心理。

人之所以会有嫉妒心，是因为过于看重"自我"。有极端自我主义思想的人，不管遇见什么事情，都优先考虑自己的利益，唯恐自己的利益受到损害。这样的人，自尊心过盛，天老大他老二，喜欢看不起别人。别人取得成绩了，他很少祝福，多是讥讽。他们心胸狭隘，思想肮脏，总是在心中打着如意小算盘。

研究发现，相对于不同的行业来说，在同行业竞争的人更容易产生嫉妒心理；相对于不同等级来说，在同一级别关系中的人更容易产生嫉妒心理。比如说，两个男人分别追求不同的女人，他们之间产生嫉妒心理的概率较小。若两个男人追求同一个女人，他们之间容易相互嫉妒。再比如，同一个班级的学生之间，同一个行业的公司之间，同一家公司的不同部门之间，和同一个部门的同事之间等。周瑜之所以不嫉妒曹操、孙权，唯独嫉妒诸葛亮，也正是因为这一道理。

每个人都会有这样一种感觉，"我"是与众不同的。在人们的意识中，都会认为自己和别人不一样，觉得自己比别人有优势。所以，当别人认同自己是领导者的时候，人们通常会感到喜悦。同样，当有人质疑或者破坏自己的地位和形象时，人们就会忧郁、沮丧，有些人还会愤怒抓狂。所以，当自己比别人优秀的时候，当人们承认自己优秀的时候，人们会因为外界的认可感到愉快。相反，当自己比别人逊色的时候，当人们都在贬低自己的时候，人们就会产生种种负面情绪。人们不愿意承认别人比自己优秀，比自己更强。所以，一个比自己优秀的人，给人们带来的苦恼是无穷无尽的。这时，人们的报复心理就跳出来了。在报复心理的驱动下，人们会选择拉低对方来抬高自己。言语上中伤对方，破坏对方的信誉、地位、财富等。所以，高自尊的人如果报复心理也特别重的话，很容易产生嫉妒情绪。

嫉妒的对象可以是人，也可以是事物。只要是破坏了自己的优越感的，都可以催生出人的嫉妒心理。《黄帝内经》上记载："嫉火中烧，可令人神不守舍，精力耗损，神气涣失，肾气闭塞，郁滞凝结，外邪入侵，精血不足，肾衰阳失，疾病滋生。"现代医学研究表明，人类在嫉妒的刺激下，大脑功能容易紊乱，容易导致胸、骨髓和淋巴等多项器官功能下降，破坏免疫系统，使免疫球蛋白含量大大减少，导致免疫力下降。

嫉妒可以分为理性嫉妒和非理性嫉妒两种。理性嫉妒是指在合理范围内产生的嫉妒，你不会因此采取过激的行为来伤害对方。理性嫉妒一般多见于正常的恋爱关系之中，一方想跟另一方维持长久的关系，同时，又害怕失去对方。如果对方有意远离，或者有第三者出现，这时候，你会感觉到痛苦，这就是一种理性嫉妒。

而非理性嫉妒则是人们在嫉妒的驱使下，做出一系列过激的行为。比如，同样是在一段恋爱关系当中，一方为了证实另一方的忠诚度，对另一方进行监视、窃听、跟踪等手段。

恋爱是最容易让男女产生嫉妒心理的。因为真情的付出，因为害怕失去，因为人们要求忠诚。正是因为人们的种种要求，才让本来美好的恋爱常常以苦涩的结局收尾。其实，不管是恋爱还是婚姻，都不能给你一辈子的保证。两个人能在一起多久，要看你们为此所做的努力有多少。爱情是一个双方经营的过程，如果你不懂这一点，一味地嫉妒、索取，只会让你们之间的关系越来越远。

诺贝尔文学奖获得者伯特兰·罗素说："嫉妒是邪恶的，它虽然不是魔鬼，但它的威力依然是可怕的。它是一种英雄式的痛苦。在黑暗中，人们慌乱地寻找一个好的归宿，可是等在那里的也许是覆灭和死亡。想要从这种痛苦中走出来，找到光明的道路，文明人必须要敞开自己的心胸，就像他们发达的大脑一样。"

　　的确，豁达是抵抗嫉妒的良药。跟别人相处的时候，保持一颗坦诚的心。也许你正在嫉妒着某一个人，这时候，不要疏远他，不要中伤他。敞开自己的胸怀，去吸收他身上的优越之处，把他的优势变成你自己的优势。另外，对待那些嫉妒你的人，完全可以采取同样的办法。俗话说，走自己的路，让别人说去吧。你若过于在乎别人对你的看法，只会让自己活得更累而已，索性就让他们说去吧。时间长了，大家都了解你是一个什么样的人了，都不用你自己站出来辩解，群众就会为你抱不平了。

　　由于嫉妒产生的根本原因是高自尊，所以，想摆脱嫉妒，还要从根源入手。在平时的学习和工作中，很多人不甘落后，一定要比别人做得好。这样的想法，对自己本来就产生了压力。如果这时，别人超过了你，你自然会有种不服气的感觉。痛苦和沮丧随之而来，"被比下去"的想法像个梦魇一样纠缠着你，让你痛不欲生。如果你能放弃那要命的自尊，就能很轻易地从嫉妒心中跳出来。

　　正确认识自己，同时，正确看待他人的进步。有时候，争强好胜并不是坏事，它能充沛你的力量，给你前进的动力。但是，你若抱着"绝不能输"的心理去做事，就大错特错了。一个拥有健康心态的人，能正确看待别人的进步，并能将它化为驱使自己进步的动力。真正的强者会说，"你能做好的，我也能做好"。而"你能做好，我偏偏不让你做好"，则是一种病态的心理。

一个人产生嫉妒心理的时候，总认为别人比自己强，其实不然。你关注的范围太片面了，在这件事情上他比你强，在另外一件事情上，你也许比他强。尺有所短，寸有所长。别人有闪光点，你也有。不用盯着别人的东西看，珍惜自己所有的，你会更加快乐。

## 反省，才能看清自己

　　曾子曰："吾日三省吾身——为人谋而不忠乎？与朋友交而不信乎？传不习乎？"

　　人之所以要反省，主要原因来自三个方面：过错、不足和执念。

　　世界上没有不犯错的人。一个人若犯下了严重的错误，会产生恐惧、慌乱等自己都控制不了的情绪。有些错误，被你深深埋进心里，是不可对外人讲的。因为那些过错已经丑陋到了一定的程度，以至于歪曲了你的内心，歪曲了一个真实的你。而反省的主要作用就在于，帮你把真实的一面还原出来。

　　在成长的过程中，你会不断犯下或大或小的过错，这些过错会给你带来困扰。要想清除这些困扰，就要学会反省。反省是一种心的修行，能帮助你找到犯错的根源，纠正错误的念想，避免日后犯下同样的错误。反省能帮你尽快走出过去的阴影，能帮你驱散心中的不快，能帮你消除妄念，净化并找到最真的自我。从佛教上来讲，反省（忏悔）是一切修行的基础。

《金刚经》上说："是人受持读诵此经，若为人轻贱，是人先世罪业应堕恶道，以今世人轻贱故，先世罪业则为消灭，当得阿耨多罗三藐三菩提。"入了佛门的弟子，若能当着众人的面，忏悔自己的罪行，就是在消除自己的罪业。你有勇气让别人看不起你，是一种无上的正等正觉，是一件功德无量的事情。

另外，对自身的不足，也要反省。很多人都有这样的感觉，日子是枯燥乏味的，每天都在重复着相同的工作，毫无新意。实际上，这是一种惰性，要过什么样的日子，不是日子说的算，而是你说的算。那些靠自己的努力改变自己命运的人，都是忍受了巨大的痛苦，付出了很多代价之后，才功成名就的。所以，当你碌碌无为的时候，不要痛苦，更不要抱怨，试着端正自己的心态，给自己一些前进的动力，跟别人一样去拼搏、去奋斗。

跟抱怨相对应的心理，就是狡辩。问题发生的时候，很多人为了推卸责任，给自己找各种各样的理由。这样的人，大多对自己没有一个正确的认识。若他们成功地推卸了责任，就会为之窃喜。其实，事情已经发生了，并不需要任何解释。你在做一件事情的时候，不是为了要给别人做出解释才去做的，而是为了让自己满意才去做的。你用虚假的说辞胡乱地蒙混过关，只是在自欺欺人罢了。所以，要学会反省自己。是好是坏，是对是错，是应该还是不应该，心中应该有个真实的标准。抱怨和狡辩都不是好习惯，你只有多反省，才能意识到自己是个什么样的人，才会知道自己的身上原来有很多的不足。

某公司新来了一批员工，都是大学刚毕业的小伙子。新进来的员工肯定要安排在最普通的岗位上。工作的时候，很多人都在抱怨："这种制度对新来的人太不公平了，为什么这么无聊又这么累的活儿都是我们在做？""做这个以后能有什么出息？"在别人都抱怨的时候，有个小伙子什么都不说，一直默默地工作着。有时候，他完成了自己的工作之后，还去帮其他员工忙活他们手上的活儿。每天，他都把自己做过的事情记录下来。干了什么工作，出了什么问题，是怎样解决的。他的态度很好，为人老实，对人热情，遇到不懂的问题，从来不马马虎虎地敷衍，而是谦虚地向老员工请教。每天，他都会看一遍自己的记录，告诉自己还有哪些不足，还有哪些需要努力改善。善于总结的他，工作效率越来越高，工作质量越来越好。一年之后，这个小伙子基本掌握了公司的工作要领和要求。很快，他就被提升为部门经理。而跟他一起进入同一公司、同一部门的员工，依旧在基层发着牢骚。

　　大多数人的工作都是平凡的，你在自己的岗位上，若只会抱怨发牢骚，就永远不会成功。只有你愿意把自己奉献在这个平凡的地方时，才能找到工作的意义。这时候，你就需要让反省来帮助你。

　　反省还有助于消除执念。当你对一个人或者一件事物太过执着的时候，就会患得患失，会因此产生很多消极的情绪：担忧、焦虑、不放心。你长时间地纠结在一件事情上，习惯了无法自拔，你的挂念之心，甚至会让你情绪失控。你陷在这种错误的执念中越久，就会越加沦陷在由此产生的心理疾病中走不出来。这种情绪给你带来的负面能量，能歪曲你的心性，控制你的行为。

这个时候，你需要静下来，好好反省一下自己。反省能帮助你正确认识自己，了解自己的能力。当你意识到自己的能力不足时，就会自动从执念中走出来。没有了执念，心理疾病自然无处安放。

人们总说自己工作忙，没有时间反省。实际上，反省并不是一项很复杂的工作。不管什么时间和什么地点，不管你用什么样的方式，只要你的反省能起到警示自己的作用就可以了。反省的方法很多，你可以把自己要反省的事情在脑子中想一遍，把要警示自己的话说出来，或者找个笔记本记下来都可以。记住，反省一定要有效，必须是切实地给自己找问题、找毛病，不能不分对错不辨黑白。

你在反省的过程中，试着忏悔自己的过错，承认自己的不足，放下自己的执念，寻找最真实的自我——一种无我的状态。当你把幻想出来的"你"丢掉了，那个真实的、平静的你才会展现出来。你的痛苦、纠结和辛酸会随着幻想一起消散，而你的自信和乐观，会渐渐占据主导地位。反省的最大作用之一，就是清除你心灵上的垃圾。不去反省自己，你就不知道自己究竟是什么样的人。通过反省肃清让你痛苦的根源以后，你就会给自己决心和信念，并严厉告诫自己下不为例。

## 树立正确的"自我价值观"

自我价值观是一个人最基本的特质。在生活中，人们经常扮演着多面性的角色。就好像有很多个面的钻石一样，不同的面朝着不同的方向，但是每一个面都反映着自我价值观的一部分。

自我价值观是人们在成长的过程中建立起来的，当一个人还是孩子的时候，会根据家长的要求和引导去想事情、做事情。成长过程中，通过与外界的接触，进而获得外界的认可、批判、表扬、讽刺、接纳、排挤、称赞等。慢慢地，他有了自己的思想和行为准则，这些准则合在一起，就形成了自我价值观。

人们对自己的看法，决定着这个人的言行、信念，甚至是全部。肯定自己价值的人，表现欲望强烈，希望给别人留下完美的、积极的、善良的印象。而否定自我价值的人，通常都有毁灭自己的危险倾向。

你无法为如何衡量自我价值观提供一个像长度单位或重量单位那样确切的标准，但你可以从他的生活状态中预估出来。

你在看一个生活状态和他的价值观之间的联系时，可以把这个人想象成一个 100 分的整体。外表 30 分，内心特质 70 分。人们之所以要把自己打扮得好看一些，是希望建立在别人心目中的良好形象，一个人就算再有自信，也会注重自己的外表，因为他希望得到别人的认可和赞美，希望得到 30 分的满分。

除了外表的分数，内心的分数就更重要了，评估起来也更复杂了。自我价值观不足的人，通常会有两种表现：第一种，他的内心特质分数也许只有 20 分，但是，他会表现出自己有 60 分的样子给别人看，希望在别人的心中建立一个良好形象。第二种，内心特质分数同样只有 20 分，但是他不会抬高自己，而是通过贬低别人的方式，把别人的分数拉下来。

　　相对说来，有正常的自我评价价值观的人，他们一般都懂得爱护自己。只有好好对待自己，才有能力好好对待别人。爱自己的人，一般都会尊重自己、相信自己。遇到问题的时候，自我评价比较好的人，通常有解决问题的自信心，他们相信自己具备解决问题的能力。不过，最好能把这种良好的自我感觉限制在可控范围之内，否则，这个人的自我价值观就歪曲了，他的人生道路也会因此歪曲。


　　梅梅的妈妈是一个钢琴爱好者，梅梅 5 岁的时候，妈妈就给她报了钢琴班，让她练习钢琴。梅梅很喜欢钢琴，加上她很聪明，所以进步特别快。梅梅 12 岁的时候，妈妈就带她报名参加各种钢琴比赛，而梅梅也很争气，总能拿到前三名。渐渐地，梅梅参加的比赛越来越多。不知从什么时候开始，弹钢琴对于梅梅来说，变成了一个比赛项目，跟爱好和享受都没有关系了。妈妈只关心她在比赛中的排名，而她也认为，如果拿不到好的名次，那么一切努力都是白费的。为了这一目标，她刻苦练习。谁知，她越是努力，成绩就越是下滑。刚开始还能拿到前三名，后来已经落到了几十名开外了。上了高中以后，梅梅不再学钢琴了。她觉得，钢琴已经无法给她带来乐趣了。拿不到名次，只会让她痛苦。就这样，学了十几年的文艺特长，被她扔掉了。

很多艺术家和运动员都发生过类似的情况，他们陷入良好的自我感觉中无法自拔，受不了失败，最后只能放弃。如果你把对热爱、擅长领域的选择，当作证明自己实力的场所，结果会是怎样的呢？就像梅梅那样，在钢琴比赛中获得名次，只是为了满足自己的虚荣心而已，她已经放弃了选择这项艺术的初衷。一旦得不到名次，自尊心得不到满足了，也就只能放弃。就像跳火圈的狮子一样，它敢跳，因为能得到食物的奖励。如果奖励没了，它才不去冒这个险。

你的良好感觉得到了满足以后，你若是继续沉迷在赞美和成就中，想继续追求这种满足，就会像吸食毒品上瘾一样无法自拔。所以，树立正确的自我价值观很重要。

这种建立在成功或失败、赞美或批判之上的自我价值观，心理学家称为"视情况而异的自我价值"。很多人在评定自我价值的时候，会从很多方面来衡量：竞争关系、别人的认可程度、家庭因素、自我感觉、既得成就……有些人从各个方面来综合评定自己的价值，而有些人，集中把自己的价值看重在一两个方面上。希望在某个领域获得积极的评价，孤注一掷。研究表明，这种把自我价值放在特定领域成就上的人，一旦失败了，痛苦的感觉要比其他人更加强烈。而且，这样的人情绪不稳定。刚刚还兴高采烈，下一刻就满脸忧愁了。比如说，你很看重别人对你的评价。别人说你几句好话的时候，你会非常高兴；别人批评你几句，你又会马上变得忧郁。再比如说，你是一个很看重成绩的房产销售员，那么你的心情就会被业绩牵绊住。业绩高的话，你会觉得自己是高高在上的；业绩低的话，你会十分沮丧自卑。

所以，相对于把自我价值投放在特定领域来说，最好还是注重多方面的发展比较好。要想全面地看待自己，必须先要正确认识自己。

想要认识自己，先要分析一下自己。你喜欢什么，擅长什么，优点是什么，缺点是什么。很多人无法给自己下一个准确的定义，这时候，你不妨请家人、朋友帮你做个鉴定，别人的意见对你来说参考价值是很大的。

你找到自己的优点了，知道擅长什么了，就可以给自己制定目标了。切记，这个目标必须是你经过一段时间的努力可以达到的。完成了一个目标之后，再去制订另一个目标。或者制订一个短期目标的同时，制订一个长远的目标。这样，你的能力才能被充分激发出来，你的自我价值才能在最大程度上得以实现。

## 第四章

# 自我同情是必要的

## 接纳不完美的自己

你对自己满意吗？你不妨问问别人，看看他们怎么回答。研究表明，部分肯定自我价值的人，都只是在一段时间内的肯定。甚至有些人，把自己的某些不足当成人生的一个失败之处。每个人都想做到最好，每个人都想比别人优秀。但要知道，你不会总是出类拔萃。总有一些人，比我们成功，比我们优秀，比我们漂亮。这时，我们的痛苦就来了。因为跟别人之间的差距感，我们开始自我指责，自我批判。

有些人对自己不满意，是因为别人对自己不满意。其实，每个人都有缺点，每个人都有对自己不满意的地方。而且，没有人能保证自己不犯错。人生就是这样。无论什么事情，就算你做得再好，也无法让每个人都赞美你。因为，别人在评判你的时候，标准不一样，看事情的立场也不一样。你想获得别人的认可，可以选择委屈自己，尽量满足别人的要求。但是，你又怎么保证符合每一个人的要求呢？别人在看世界的时候，都是带着自己的想法的，你左右不了他们的思维。所以，不要强求让每一个人都喜欢你，你也不可能做到。不管你想做什么，或者正在做什么，总是有些人在泼你冷水，而有些人在背后默默地支持你。你失败的时候，有些人会顾忌你的感受，来安慰你，而有些人却拍手叫好。所以，不要去想别人怎么看你。只要你用真诚来对待身边的每一个人，剩下的事情，就不要去想了。不要怀有期待，认为别人会特别地照顾你、看好你，那样的话，你只会让自己陷入痛苦之中。

还有些对自己不满意的人，是因为自己一无所成，或者说，因为自己的失败。你可以好好想想，你是不是对成功太过执着了，是不是对自己要求太高了？为什么指望所有事情都往好的方面发展呢？难道你在出生的时候，就签订好了一份成长的协议，保证你是个完美的人，不会经历失败，只会一帆风顺地往前闯吗？这种说辞是不是看上去有些可笑？如果你也这么认为的话，那么在遇到危险、困难、阻碍的时候，就没必要认为是遇到了最糟糕的事情，你只是遇到了一件最正常的事情而已。有的人，不断给自己设立目标，不断去努力。当他的愿望没有达成的时候，他就开始不断地自责，这样是不对的。

是什么导致我们对自己的评价变低的？是我们本身的缺陷吗？这些缺陷为什么会让你有害怕、自卑、不安的情绪呢？每个人都有对自己不满意的地方，那么你应不应该抓住这些缺点不放，并且因为它们的存在，就说自己是一个"不好"的人呢？

不是说我们犯过错，就不配自我同情。不是说别人不喜欢我们，我们就没资格同情自己。从定义上来说，同情自己跟同情别人包含了一样的特质。首先，你要静下来，想想自己的经历，勇敢地承认你正在经历着痛苦。你只有承认了痛苦，认识到了自身的遭遇，才会被自己的痛苦打动，不至于对自己所经历的一切置若罔闻。

然后，不要逃避自己的责任，勇敢地承担因自己的过错而带来的失败。这些惨痛的教训有助于帮你生出怜悯自己的心，帮你看清现实，抛弃那些不切实际的想法，打开真实的大门。

管理学中有一句很经典的话："要做正确的事，而不是把事情做正确。"如果你只追求把事情做好，不去管做的是什么事的话，就算做得再多，对自己起到的作用也不大。有很多人，宁愿花一辈子的时间去做一件事，一件能使他功成名就的事情。由此看来，选择自己要做的事情很重要。选择自己喜欢的事情，核心在于，学会发现、利用自己的优势。那么，要怎样做呢？

你可以每天问问自己，我的优势是什么？我在哪能发挥出我的优势？要如何发挥？

优势是每个人都有的，缺点再多的人，也肯定能在众多短处中寻找到比较突出的那一方面。学会从自身多方面的特质中寻找到你的优势所在，这是最基本，也是最重要的一个环节。找到优势以后，你就可以给自己选择一个能发挥优势的场所了。比如，你擅长管理，就去应聘相应的职位；你擅长组织，就可以去当导游或者活动策划；你脑筋反应比较快，就可以去学表演。在你发挥优势的过程中，找到能把你的优势转变为价值的方法。这样，你就能感到自己的价值所在，就不会再对自己不满意了。

我们在旅游、徒步的时候，我们在游览的途中，走累了都会停下来歇一歇，找个阴凉的、能观赏到美景的地方，买瓶饮料，稍作休息。那么，当我们走在人生的旅途中，累了的时候，是不是也应该停下来，反思一下导致我们如此疲惫的根本原因呢？心中装着理想和美好固然是没错的，但对于行程中避免不了的痛苦和错误，不妨敞开心胸去接受。你可以把自己看成第三者，用一颗同情第三者的心去宽容、谅解自己的错误，去接受和关爱这个真实的你，勇敢地接纳自己的不足和不完美。


## 跳出自我批评的枷锁

1980 年 3 月的某一天晚上，住在英国某郡的一个 9 岁的小男孩在家跟父亲发生了争吵。争吵过程中，提到了有关撒切尔夫人的话题。

小男孩不服气，第二天就给撒切尔夫人写了一封信。信上说："昨天晚上，我做祈祷的时候，爸爸说，只有耶稣不会犯错。剩下的人，都做过错事。我不赞同他的看法，所以就反驳他，我说您是首相，肯定不会做错事的。您说，我说的对吗？"

撒切尔夫人收到信以后，很认真地看了，也很认真地提起笔，给男孩写了一封回信："耶稣是这个世界上最善良、最温柔、最有智慧的人，不管我们怎么努力，都比不上他。我们做过很多后悔的事情，说过很多后悔的话，事后，我们会为此感到愧疚，下决心以后再也不做同样的事情了。我们竭尽全力去做好每一件事情，但总是比不上耶稣的。我作为英国的首相，一直在追求做好每一件事情，因为耶稣是我们前进和奋斗的榜样。你爸爸是对的，我们虽然很努力，却无法超越耶稣，因为他是个完美的人。"

在英国，虽然政治领袖给平民回信不是什么罕见的事情，但是这封信却感动了很多人，她用生动又简洁的语言向小男孩解释了一个道理：这个世界上，只有神是完美的，只要是人，都有缺点。每个人都会说错话，办错事，就算是首相也一样。

所有的人都会犯错，原谅别人是一种胸怀，庆幸的是，很多人都有这样的品质。不过，这些懂得原谅别人的人，在原谅自己这方面，做得却并不好。

要知道，在原谅别人的同时，原谅自己也同样重要。在我们犯下的所有错误中，有些是小错误，有些是大错误。犯了错误，不用刻意去掩饰，也不用指责自己，能理解自己才是对的，人无完人。

有很多人，出了一点差错就不停地指责自己，他们这种自我批评的倾向和尺度是令人诧异的。他们在批评自我的时候，丝毫不留余地，对自己的攻击就像一把尖刀，无情地扎向自己。好像全世界都像他一样，容纳不了自己的过错一样。这种自我批评，源于对自己行为的不满。更有些自我批评，是源于自己的外貌、身材，或者与生俱来、无法改变的东西。

有一天，一个高中女生去看心理医生，她向医生抱怨说，自己长得太难看了。她说，小的时候，她是一个还算漂亮的女生，而且有人追过她。上了初中以后，她就不长个了，身高只有1.55米，身材不匀称，大腿很粗，还有点驼背。而且，随着年龄的增长，她开始长斑长痘痘，脸上的皮肤越来越不好，毛孔粗大，连牙齿也变得不好了。为了改善自己的相貌，她花了不少钱，买了很多改善皮肤的美容产品，却都不管用。每次她照镜子看见自己的时候，都感觉特别吓人。虽然她的父母告诉她，她长得不丑。但是在她看来，都是安慰人的话罢了，毕竟父母是因为爱她才那么说的。她怨恨自己，为什么不能像其他女孩那样长一张漂亮的脸蛋。她甚至认为，长成这样都是自己的错，是自己在发育的期间没有好好保养，才导致现在这种情况。她每天都活在这样的自我批评中，如果别人不经意间说她容貌不好，即便只是开玩笑的话，她也会比平时更加责备自己，难以自拔。

由此可见，自我批评的原因是多面性的。喜欢自我批评的人，会从各个角度给自己找批评的理由，跟自己过不去。

其实，喜欢批评自己的人，只是差了一点觉悟而已。不妨想想，你批评自己，就能变得漂亮了吗？你指责自己，你犯下的过错就会自动更正了吗？你每天对自己的批评，只会让你丧失自信，把负面的思想变成你人生真实的道路。那样的话，是极其危险的。"人非圣贤，孰能无过，知错能改，善莫大焉！"如果你能把自我批评的时间，用在找到自身不足，克服自己的缺点上，才是对完美的自己的一种追求。

就像撒切尔夫人那样，她在给小男孩的回信中，没有教训的话语，每一句都是那么真诚。她在承认自己不足的同时，又告诉男孩，自己会不停地努力做到最好。她也做错过事情，她也为那些过去的事情后悔过。她没有掩饰自己的缺点，没有美化自己的形象，她能大方地说出，我们都是不完美的。她有足够的勇气，去接受一个不完美的自己。

世界上没有后悔药，你在做出糟糕的事情以后，心理承受的煎熬可能是剧烈的，也是别人无法体会和理解的。但是请相信，这种感觉每个人都有过。不要怕别人嘲笑的眼神，不要怕外界的冷嘲热讽，不要怕承担一切后果和责任。既然做错了，就不要给自己任何理由和借口去逃避责任。不用让自己该死的自尊跳出来，痛骂自己一顿。这种跟自己过不去，跟自己斤斤计较的行为，是毫无意义的。

有时候，自嘲也能帮你跳出自我批评的枷锁。如果你仍然惧怕别人的批评，仍然走不出心理的"坎"，仍然止不住对自己的苛责，不妨试试在别人面前自嘲吧。比如，在用错了电脑程序之后，你可以先开口说"我对电脑真是一窍不通啊"。其实，这句话的潜台词就是："我已经先批评自己了，不用等你来批评我了。我知道自己把程序用错了，我知道我犯了错，希望你能同情我一些，看在我已经自我指责的份上，别再说些不好听的话了。"这种防御性的自我指责，有助于帮你缓解因真正的自我指责带来的负罪感。

## 自我同情与自尊的关系

　　自我同情和自尊是不一样的，自尊，通常指我们对自己有多满意、多重视、多喜欢，它是我们对自己的一种积极的看法。自尊通常是跟别人做出比较之后产生的一种感觉。而自我同情的来源并不是比较和对自我价值的评估，它指的是你与自己的沟通和交往。当你因为自尊而感到失落、失败、羞耻的时候，自我同情恰好是对这种感觉的一种弥补。当你被自尊幻想出来的美好抛弃了以后，自我同情则会守在你的身边，给你以安慰。

　　人类社会步入近代以来，各种"自尊"运动狂潮不断掀起，从政府到基层，从群体到个人，都在强调自尊的重要性。大量的媒体在宣传怎样维护我们的尊严，怎样建立我们的自尊心。大家对自尊的追捧，胜似一种信仰。

其实，这样的运动带来的负面影响是极大的。过分的自尊带来的直接后果，就是自恋主义。很多人过度地要求自己自尊，把自己吹捧得很高，并通过贬损别人，寻找自己和他人之间差距的方式给自己找满足感，好像自己必须要比别人强才说得过去一样。我们的竞争本来就如此激烈，而我们的文化还要反复强调竞争。这样，只会让盲目追求自尊的人陷入高自尊的误区。这类人群承受不了失败，不能面对别人的冷言冷语，受不了被别人看不起。如果有人对他们进行人身攻击，或者感觉到有人威胁到了他们的自我价值感，他们就会愤怒，甚至做出毫无理智的行为。

20世纪末至21世纪初，美国针对大学生的自恋状况做了一项调查。结果，在接受调查的将近两万名学生中，有严重自恋倾向的人数超过65%。这种自恋倾向，远远比之前的任何一个时期都严重。

这种高自尊容易给人们带来心理上的疾病，而现代人的痛苦，也大多源于此：不管我们已经获得了怎样的成就，不管我们多么努力、多么优秀，不管我们拥有怎样和美的家庭和伴侣，似乎我们得到的还不够多。好像社会上总有那么一些人，比我们有钱，比我们有身份，比我们成就高。总之，总会有那么一些人，把我们的现状映衬得卑微。

这个时候，你是否应该换一种方式来衡量自我价值呢？

如果不再用自我评价来定义自我价值，这样，你对自己良好感觉的来源就不是只有自我定位这一种形式了——自我同情就是能不通过任何对自我价值的评判，来认知自己的一种有效方法。

自我同情的意义在于：它能让你认识到人生的不完美。当我们身处困境的时候，当我们对自己的外貌不满的时候，当我们痛恨自己不争气的时候，自我同情能阻止你对自己无情的批判和不满。当你跌倒了，感觉到自己孤立无援，或者说有意把自己与他人隔绝起来的时候，自我同情会站出来告诉你，你应该跟他人建立联系，失败并不是你个人的错，每个人都有失败的时候。

自我同情不会把自己视作至高无上的人，它尊重一个人类发展的基本事实：每个人都有好的一面，也同时存在糟糕的一面。自我同情能帮你走出"我是优秀的人"的误区，带你走进"我到底是谁"的正确自我认知的道路。它不会评定你的好坏，不会定义你到底是成功还是失败，不会让你徘徊在"我究竟算不算优秀"的思想之中。高自尊给你带来的良好感觉是通过竞争、比较而来的，是要通过完成了目标，或者在某方面产生优越感的途径来获取的。而自我同情给你带来的良好感觉，源于人类对自己关怀的本能。它会告诉你，能够产生自我同情是因为大家都是人，你并不比其他人高明或者强势。它能让你认识到自身的缺陷，能把你从跟别人固执的比较中拔出来，享受到跟他人平等的快感。而且，自我同情能帮你找到人与人之间的联系，不会带着你与世隔绝。因为，自我同情的人想要对自己满意，是不用依靠别人的感觉和评价的。所以，当你被高自尊伤害了以后，自我同情是你对自己的一种慰藉。

研究表明，自尊和自我同情都能给人带来好处。不过，自我同情的负面影响要比自尊小得多。

在某项调查中，八个月的时间内，来自各行各业的三千名自尊者和自我同情者接受了十几次的调查。结果表明，自我同情者比自尊者有更稳定的存在感和自我价值感。而且，自尊容易导致自恋，但自我同情不会。

在另外一项研究中，被试者要按照要求录一份自我介绍的影像资料，研究人员告诉他们，这份影像资料会拿到众多评审那里打分。——其实这项调查中并没有评审，所有的评分意见都是调研人员伪造的。他们将评分分成两部分，一部分积极的评分，一部分消极的评分，然后随机发给接受研究的自尊者和自我同情者们。结果表明，自我同情者对于收到的评分意见的态度很中肯，或者说，他们能够平静地对待自己的成绩。他们认为，分数都是根据自己真实的表现评定出来的，所以无论结果怎么样，都能接受。但是，高自尊者在收到评分以后，反映大多很强烈。受到消极评分的那一部分人，会为自己的等级水平感到伤心，甚至愤怒地否定评判结果。

以上的结果表明，自我同情者比自尊者更能接纳别人的评价。高自尊者在看待自我价值的时候，是跟他们的成败紧紧联系在一起的。所以，他们的自我评定也是时好时坏。而自我同情者对自我价值的认知，往往更稳定、更持久。当然，他们在获得成功、赢得掌声的时候，也相对稳定，不易被虚荣心和利益心动摇。

## 自我同情与负面情绪

当你被消极情绪困扰的时候，自我同情是能帮助你走出来的一项强大的工具。有些人，喜欢在失败中自我检讨、自我指责，结果只会加深对自己的伤害。如果你已经认识到自我同情的力量，把自己的负面情绪做个有效的转化，那么，你就掌握了一项能对抗消极情绪的技能。

有一个女学生，因为学习的压力太大，总是有偏头疼的毛病。起初，她总是用药物缓解症状，但是药物只能起到暂时镇痛的作用。有的时候头疼起来，根本无法专心上课。后来，她遇见了一位心理咨询师。咨询师了解了一下她的情况，才知道她有自我指责和自虐的习惯。每当考试成绩不好了、作业没完成了，甚至上课走神了她都要痛骂自己一番，严重了还会用小刀扎自己的胳膊。

心理咨询师给她讲解了自我同情的重要性，建议她经常做自我同情的练习。女学生很听话，她开始尝试着心疼自己。她在手机上设定了闹钟，每过一小时，闹钟就会响一次。闹铃用于提醒她要开始自我同情了。于是，每次她听见闹钟以后，就会暂时放下手中的工作，问一问自己：这个时刻我能做到的给自己最大安慰的事情是什么？她想到什么，就会去试着做一下，享受一下。比如喝杯咖啡，晒晒太阳，或仅仅是对自己说声加油。她想要自虐的时候，就会提醒自己，我的这点缺点不算什么，这是全人类都有的毛病。

一个月之后，她惊讶地发现，她不再像以前那样喜欢苛责自己了。遇到解不开的问题时，她居然会用温和的语言给自己以鼓励，这种方法似乎更能让她走出困扰。最让人愉快的是，她不再对自己抱有愤怒之心以后，偏头疼的症状也缓解了很多，甚至很长时间都不会疼。

研究表明，懂得自我同情的人，患抑郁症和焦虑症的概率比其他人群要小得多。那是因为，自我同情能对抗"穷思竭虑"。人们一旦把注意力都集中在负面情绪上，这些负面情绪就会一而再、再而三地出现在你的脑海中，不停地闪现，你被这些负面情绪造成的困扰就叫作"穷思竭虑"。对过去已经发生过的事件穷思竭虑，会导致抑郁；而对未来还未发生的事情穷思竭虑，会导致焦虑。就是说，引发抑郁症和焦虑症的源头都是穷思竭虑，所以，这两种症状总是会一起找上你。要想对抗抑郁和焦虑，最有效、最稳定的方法就是学会自我同情。会自我同情的人，对于恐惧、羞愧等感觉的抵抗能力比较强，出现穷思竭虑的概率比较小。

患有抑郁症和焦虑症的人，总是陷在对自己的不满中，在面对困难和挫折的时候，他们更倾向于封闭自己，沉迷在自我批评的声音之中。他们会因为自己的不足感到畏惧、感到丢人。心理学家将这样的心态称为"黑色黏质心理"——发生在你身上的所有事情，你若非要带着负面情绪去看待，那么这些事情也会跟着变坏，你看到的都是不幸和黑暗。

心理学家发现，在人类的大脑中，存在着一种比对积极信息刺激更加敏感的神经系统，就是消极倾向。由此可见，"黑色黏质心理"是一种正常的心理现象。

著名作家瑞克·韩森说："在面对消极信息的时候，人类的头脑就像维可牢（Velcro），而在面对积极信息的时候，人类的大脑就像特氟龙（Teflon）。"人类总是对消极的信息过于敏感，而自动忽略积极信息，好像消极信息是我们生活中必不可少的一部分似的。

要想冲破维可牢的束缚，我们就必须以第三者的角度和立场去看待负面情绪。其实，消极想法也不是本来就存在我们的心中的，它也是我们从平常的生活中观察到、体会到的。所以，你只要用一颗平常的心态去看待问题，运用你的正念，就能驱散和化解你体内的消极情绪。

虽然，你的正念不能从根本上避免你被负面情绪困扰。但是正确运用它，你能让自己体会到关怀和爱。当你处在"黑色黏质心理"状态的时候，给自己一些安慰，平衡一下体内的黑暗力量。你的正念能让你感觉到温暖，给你自己一种被接纳的感觉，从而使你产生安全感。

还有一种方法：你可以把消极情绪给你带来的心理影响转变为生理感觉。比如说，你生气的时候，可以咬咬牙；你伤心的时候，可以用拳头在桌子上砸几下。每个人在闹情绪的时候，都会有不同的表现——躯体动作确实能看出一个人的心理状态。不开心的时候，从生理行为上找些平衡，能减少你在心理情绪上的注意力。发泄自己，也是自我同情的一部分。

自我同情者比其他人受到负面情绪的影响要小，他们比一般人更能承受别人的敌意、攻击、讽刺、鄙视等，所以，他们受"黑色黏质心理"的困扰也小。就算负面情绪出现，也不会对他们造成持续的影响。所以，当你陷入负面情绪的困扰无法自拔的时候，不妨试试用自我同情的办法来缓解"黑色黏质心理"和穷思竭虑。这无疑是一个很管用，又很有效的办法。

## 同情他人的时候，也要兼顾自己

一说到同情，我们首先想到的往往是同情别人，很少有人会同情自己。其实，在同情他人的时候，最好能兼顾自己。这并不是一种自私的行为，而是一种有效的自我保护。

在学习和工作中，很多人为了迁就别人，尽量接受别人的观点和意见。他们认为，这样可以避免争吵和不必要的麻烦。但是，当别人的计划或建议侵犯到你的自身利益时，你泛滥的同情心只会给你带来痛苦。

还有一种人，他们看不得别人遭受磨难。比如，电视上正在播放某个地方遭遇了百年难遇的洪水，当地居民死伤无数。他们在看到这样的报道时，总会感同身受地体会着遇难者的痛苦。为了阻隔这种感受，他们也许会关上电视，或者换另外一个频道。

研究表明，同情自己跟同情别人是相依相伴的。懂得自我同情的人，也懂得同情别人。这有好的一方面：他们很少自我批判，同时，也很少批判别人。在友情关系中，他们更愿意接受朋友真实的一面，能包容他们的缺点和错误。所以，他们愿意给朋友以鼓励和支持。因此，他们的友谊较一般人的友谊更为牢固、持久、真实。可是，这样的人也要切记一点：自我同情虽然能帮你体谅他人的痛苦，宽容别人的过错，你却不能被它控制住。

你在自我同情的时候，除了要想到自己的畏惧、羞耻等感觉之外，也应该把他人对我们的态度包含进来。比如说，对待我们自己的时候，要像我们的亲人和朋友对待我们那样，去包容、去理解。身处困境的时候，我们可以站在旁观者的角度去审视自己。同样，看到别人的痛苦时，也不能让自己全身心地投入去感悟他的痛苦。

不管是在友谊还是爱情的关系中，你若将心完全呈现给对方，被对方完全控制住了，或者说你的全部注意力都集中在如何满足对方的需求上，你就容易受到伤害。别人对你无情的批判，会让你感到压抑。这种把大部分精力用在别人身上的心理和行为，容易导致"同情疲劳"。

同情疲劳是一种综合征，这种症状很多医护人员都有。他们在照顾伤患的时候，经常会因为持久耗费心力而导致精疲力竭。对于病患来说，医护人员的照顾和关爱能帮他们战胜疾病，缓解因疾病带来的心理压力。但是对于医护人员来说，同情过度会给他们造成很大的影响。

同情心泛滥的人和情绪敏感的人，最容易同情疲劳。同情疲劳可以导致失眠、做噩梦、不能承受惊吓、易怒、缺乏安全感等心理疾病。通常情况下，经历过重大灾难事故的人，患上同情疲劳的概率要比一般人大三倍。

所以说，要想从事与照料者有关的行业，最好能事先经过自我同情的训练。看到在痛苦中挣扎的病患时，你需要做的不是感受他有多疼痛，而是先暂时忽略他的疼痛，做好你该做的事情。这样，才是对他真正的帮助。

关心病患是一件艰苦的工作，他们与病患承受的心理压力是一样的，他们跟病患一样值得同情。只有照顾者能正确区分同情他人和同情自己的关系的时候，才能保证在自身心理状态良好的前提下，做好自己的本职工作。在照料工作之余，他们会抽个时间睡会儿觉，或者休息一会儿。在忙碌之余，他们会照顾自己的情绪。在跟病人交流的过程中，他们懂得如何避免让自己过于紧张或者焦虑，他们不会因为过度的照料把自己搞得精力衰竭。接受过自我同情训练的人，会在同情自我的基础上，让自己产生愉快的感觉，用一颗精力充沛的心，去面对迎面而来的压力。你只有不被病患的痛苦感染，才会有更多的精力和更好的体力去照顾他们的生活。

就像你在给自己的心充电一般，只有把自己的内心填满了，才会有富裕的精力分享给别人。如果你只顾别人，不管自己，只会耗尽自己的储备，变得心力交瘁。要想把自己的资源拿出来给别人，首先要保证你自己的储备是充足的，你的供应系统是良好的。不要拿你自己没有的东西分给别人，即使分了，也不是别人想要的。

自我同情的付出，不是以追求回报为目的，而是以自我心理状态良好为前提的。自我同情看上去是在利己，其实是一种利他的行为。为了给别人提供持续的帮助，你就必须先保证自己有一个强大的供应源。

郑亚娣说："作为一个正常的人，我认为必须具备同情心，善于帮助别人，自己也收获一份好心情。"

## 自我同情的疗愈功效

付女士是一位普通的房产工作者，她是一个十分急躁的女人，尤其在对自己的女儿的事情上。她的女儿琳琳今年 20 岁，在外地上大学。她每天都要知道女儿的行踪，如果女儿两三天没有打电话回家，她就开始焦虑着急。她会疯狂地给琳琳打电话找她，问她在干什么，这几天去了哪儿。有时候，赶上学校的假期，琳琳不想回家的时候，付女士更会心急火燎地询问原因。虽然琳琳知道妈妈这样做是出于对自己的关心，但是妈妈这种行为让她难受，感觉自己被束缚住了。慢慢地，琳琳不愿意回家，宁愿在学校待着。付女士也感觉到了女儿心理上的变化，她知道毛病都出在自己的身上，她不愿意让自己成为一个这样的母亲。琳琳知道，妈妈之所以这样，是因为琳琳还小的时候，爸爸失踪了。当时，付女士得知丈夫失踪的消息之后，几乎要疯了，辞掉了工作到处寻找自己的先生，直到现在，也没能找到他。所以，付女士对女儿特别爱护，她害怕失去她。也是因为这个缘故，一失去琳琳的消息，付女士就无法让自己平静下来。但是，她的焦虑严重影响了她们的母女关系。付女士思量再三，决定去找心理医生。心理医生了解了情况之后，从琳琳那里拿过来一张琳琳6岁时候的照片给付女士看。付女士看见眼前这个小家伙，仿佛看到了自己生命的希望一样。医生告诉她，试着对着照片讲述自己的遭遇，把心中积攒的痛苦都发泄出来。付女士按照医生的话做了。她一边讲述，一边哭泣，说自己什么都没有办法改变。现在，又因为自己的焦虑让女儿遭受着痛苦。看她发泄出来以后，医生又告诉她，试着幻想照片中的小女儿正在安慰自己，告诉她一切都改变不了了，都已经是事实了。我们能做的，就是过好以后的日子，一切都会好起来的。付女士按照医生的话做了，在以后的日子中，每当痛苦和焦虑袭来的时候，她都会幻想自己的小女儿正在抚摸自己的头安慰自己。渐渐地，付女士的焦虑有了明显的好转，琳琳也不再跟妈妈争吵了，她回家的次数也多了起来。

心理医生教给付女士的方法，就是自我同情。正确运用正念，可以帮助治疗很多心理疾病。英国《每日邮报》发表过文章说，自我同情，放过自己，是健康长寿的秘诀。

研究发现，教育工作者每年的流失量都高达 17%。造成这种人员流失的主要原因之一，就是教师职业倦怠。教师在授课的过程中，经常面临来自学生的各种挑战，他们会在教课的过程中不断产生负面情绪。针对这一情况，有心理学家指出："只靠通过调节工作和生活方式，或者加强对自己的照顾来缓解，是远远不够的，必须要利用自我同情去抵抗外界的压力。"

宽容地对待自己，是自我同情的第一步。作为教师，关爱自己的学生似乎是应该做的。但是同时，也应该用同样的仁慈心来对待自己。生气的时候，你可能会对学生说出很难听的话，或者做出一些让自己后悔的事情。这个时候，不要自责，你可以告诉自己："每个教师都会犯这样的错误，这是教师的通病。你是因为关心你的学生，希望他们未来有一个好的发展才这样做的。教育工作者最艰难了，你已经做得不错了。"

不好的事情发生了，我们都认为它是一个本不该发生的事情。

但是，如果你能正确认识到，这只是教学过程中的一个小插曲，并不是特殊现象，你的抵制和悔恨情绪就会有效降低。

美国作家克里斯汀·聂夫说过："教师永远是个辛苦的职业。学生不好管，日子不好过，教课很失败，都是他们要面临的挑战。但是，自我同情能帮助他们恢复激情和活力，并给他们带来良好的自我感觉。"

科学家针对自我同情的疗愈功能做了一项实验。他们选取了40多名实验参与者，对他们自我同情的程度做了比较和排名，并记录了他们的白细胞介素-6的水平（一种跟压力相关的因子）。然后分别让他们接受了两个心理压力的测验。结果表明，自我同情程度强的人，白细胞介素-6含量偏低，相反，自我同情程度弱的人，白细胞介素-6含量偏高。由此可见，不懂得自我同情的人，抗压能力明显偏弱，压力作用持续的时间比一般人要长。

其实，人体很容易储存压力。如果不懂得排解，那么你的身体就会被压力阻塞。心理压力过大，会导致各种疾病的产生，直接威胁你的健康。在面对外界压力的时候，自我同情者懂得谅解自己的不足，他们犯错的时候，比别人更能原谅自己，不会因为外界的指责让自己陷入自责的泥沼中。他们在产生负面情绪的时候，懂得发泄，不容易耿耿于怀。所以，自我同情对于心理疾病的治疗有显著的效果。

## 第五章

# 多给自己一点信心，人生更美好

## 没什么可恐惧的

恐惧心理，就是对某些事物和情景生出的畏惧心理。有些时候，明明知道事情并不可怕，却控制不住地颤抖。有些对特定场合严重恐惧的人，还会出现焦躁、恶心、呕吐、出汗等症状。

比如，某些患有社交恐惧症的人，在遇见让自己尴尬的事情时，就会脸红。有的人，不喜欢在公众场合被别人谈论，他们不喜欢成为被关注的焦点，一旦有人注意他们了，他们就会产生恐惧心理。脸红、冒汗、动作不协调，或者因为不安而颤抖。

有些害怕疾病的人，拿到自己的化验报告，如果真的检查出患有某项疾病，就会有天崩地裂的感觉，他的精神世界会随着不好的化验结果一起崩溃。

一个北京的小伙子陪自己的亲戚去医院看病，亲戚最近感觉身体不适，但没有明显的疼痛感或者其他难以忍受的症状。在医生的指导下，亲戚做了很多的检查。拿到检查结果以后，小伙子把化验单交给了医生。医生看着一张张的检查报告，脸色凝重了起来。他问："哪位是病人？"亲戚看出医生的脸色不好，害怕地应了一声。医生看着小伙子说："你是病人家属吗？"小伙子点了点头。由于亲戚有家族病史，他的父亲就是因为胃癌去世的。看着医生的表情，亲戚很害怕，想快点知道化验结果。谁知医生对亲戚摆了摆手说："病人先出去，家属留下来。"亲戚忐忑不安地走了出去，小伙子看了看医生，担心地问："病人情况严重吗？"医生说："胃癌早期，如果及时治疗，也不是没有希望。"得知结果的小伙子很纠结，不知道要不要把这个结果告诉自己的亲戚。如果及时治疗，还是有恢复的可能的。想到这一点，小伙子把亲戚的病对他说了。意外的是，亲戚在得知自己患有胃癌之后，还不到一个月的时间就去世了。

刚去医院的时候，小伙子的亲戚还没有感觉到自己的病状，可他在得知自己患有胃癌以后，连一个月的时间都没能挺过去。可见，恐惧的力量足以毁灭一个心智健全的人。有的人，因为忍受不了疾病的折磨而倒下，也有的人，用自己坚强的意志战胜了病魔，最终康复。其实，疾病并不可怕，可怕的是人们因为疾病而产生的恐惧心理。

恐惧是人类的正常情绪之一，它给人们精神世界带来的摧残是极其厉害的。人和人不一样，所以，每个人害怕的东西也不一样。但是，恐惧的来源是一样的——来自头脑中产生的假象。

恐惧的表现一般有三种：第一，时刻处于备战状态。一个恐惧的人，喜欢把自己武装至备战的状态。他在害怕的时候，喜欢跟别人争吵，甚至动手打架。就像上了战场的士兵一样，他们心中越害怕，就越是拼命地战斗。有时候，他们自己都察觉不到心中的恐惧，只是一味地杀戮。第二，忍受和逃避。有些内心充满恐惧的人，特别能忍辱负重，特别爱逃避众人的目光。比如患有社交恐惧症的人，他们不喜欢出席公共的场合，怕自己说出丢人的话，做出让人尴尬的事情。他们甚至不敢当着别人的面吃饭，怕自己会出丑。一旦有人拿他们当笑柄，他们往往默默忍受，不出口回击。第三，经验型恐惧。说白了，就是怕什么，来什么。这种恐惧会发生在特定的情景之下，如果令人恐惧的情景消失了，那么恐惧感也会自然消散。

在某种特定的情况下，人们会产生害怕的心理。如果这种情况对人们的安全、财产等造成了威胁，人们的恐惧感就会更加明显。其实，让人害怕的并不是这种可怕的情况，而是人们缺少处理情况的能力。人们受到恐惧情绪的刺激，若不能及时消除，就会引起心理和行为上的混乱，严重威胁人们的健康。当一个人恐惧的时候，经常会心跳加快、呼吸急促、眼花缭乱。这些症状的出现，代表你身体功能的紊乱，进而影响你的记忆、判断力和思维。

比如，你正在某网吧上网，突然间网吧失火。这个时候，你由于过度害怕，很难做出理性的选择。大多数人都选择拼命地往外挤，挤不出去就跳楼。在慌乱的情况下，恐惧的情绪已经控制了你的心智，让你失去了理性。

了解了恐惧对人们的危害，我们就要想办法战胜恐惧心理。每个人对所恐惧事物的定义和理解都不一样，所以，消除恐惧的方法也不一样，没有哪一种方法能供所有的人使用。不过，你可以通过改变对客观事物的认识，来克服自己这一弱点，因为，引起恐惧的根源就是客观事物。

首先，你可以试着正视让自己害怕的情景。你若对某一事物或场景非常害怕，可以先避免去接触它。先从心理上给自己一个适应的过程，让自己的心平静下来，给自己一点信心。然后，慢慢地开始触碰它。在接触的过程中，尽量克服恐惧情绪，让自己习惯它的存在。看的多了，接触的多了，你会发现自己曾经无比害怕的东西也不过如此。

人们之所以对事物的看法不一样，跟各自的人生观有很大的关系。有些人，把个人的财富和利益看得比生命还重要，这样的人极其缺乏安全感，总觉得别人在打自己财产的"主意"。这样的人，一旦陷入恐慌之中，经常难以自拔。所以，要想战胜恐惧，就要树立正确的人生观和价值观。

有些恐惧是因为无知。有些人害怕打雷，害怕闪电，甚至害怕鬼。这都是缺少自然知识和社会常识的表现。如果多去了解一些害怕的领域，学习相关的知识，你就会发现，所有可怕的东西都有它的科学原理。熟悉了，就不会再怕了。

很多时候，恐惧只是我们自己制造出来的一种感觉，是自己用来吓唬自己的工具和手段。人们的意识集中在哪里，哪里就会生根发芽。所以，你可以时刻提醒自己，在这个世界上，只要不自己吓唬自己，就没有什么可怕的事情。


## 不要说"我不行"

在某个实验课的课堂上，教授拿出一根我们平时喝饮料用的软吸管，又拿出一个苹果。他问在座的学生，吸管能不能穿透苹果。大多数学生认为，软吸管不可能穿透坚硬的苹果。教授听后，用手捏住吸管的一端，快速把吸管扎进了苹果中。

在场的人看见吸管穿透苹果的那一刻，都惊呆了。大家不明白，这看似不可能的事情，教授是如何做到的。于是，有人开始怀疑教授是练过气功的。教授听完，叫了几个学生上去亲手实验一下。这些没有练过气功的学生，居然也能轻易刺穿苹果。原来，用手捏住吸管的一端，吸管中的空气就被储存在了里面。等吸管往下刺的时候，在大气压强的作用下，吸管变得坚硬，能轻易穿透苹果。大家明白了实验的原理之后，才发现这件看似不可能的事情，每个人都能做到。

一个简单的实验，其中却蕴含着一个真理：很多时候，事情都是被人们想得复杂的。人们的行动之所以困难，其主要的障碍其实在心中。

一位执着于音乐领域的音乐家，在丧失了宝贵的听觉以后，在别人都说他不行的时候，他保持了自己对音乐的那份热爱。他用顽强的毅力战胜了失聪的困扰，创作出一首又一首震惊世界的名曲，让他的名字享誉全世界。他就是贝多芬。

做事情之前，人们好像习惯了怀疑，总要问自己一句："我能行吗？"很多人在衡量了事件的难度之后，会轻易地给自己下结论："我不行。"慢慢地，"我不行"成了一种习惯，成了一种信念，成了我们自己强加给自己的一个"标签"。这个"标签"始终伴随着我们，不管我们做什么事情，它都会蹦出来警告你一句："你不行。"

当一个人在台上讲话或者表演的时候，如果下面观众没有掌声，没有喝彩，那他继续表演下去的决心就会大打折扣，他会因此而对自己产生怀疑："我是不是表演得不好？"其实，根本没有必要在意别人对你的看法，你是在走自己的路，在奔着成功的目标前进。想要取得成就的并不是观众，而是你。

很多身患疾病的人，不懂得去想好的方面，每天给自己灌输负面情绪："高血压是治不好的""没人能跟癌症对抗"，等等。虽然他们希望获得健康，渴望自由，内心里却坚信自己已经"治不好"了。这样的人，怎么有勇气跟病魔战争呢？只有选择相信任何疾病都是可以战胜的，疾病才会在你自信的力量下黯然退去。

不管你健康的道路上，堵了一块多么大的障碍物，你只要坚信，它可以被移开，它才有真正被移开的希望。有些癌症患者，正是因为选择了"相信"，才制造出一个又一个奇迹。这种奇迹的产生，并不难理解，它只是人顽强意志力的一种表现而已。

不要说"我不行"，不要说"做不到"。积极的心态是一种执着、一种信念，也是一种勇气。外界的一切荣耀和喝彩都是虚幻的，转瞬即逝。只有你给自己的信心能陪伴你一直走过人生中每一段艰难的旅程。想要打开自己人生的道路，想要勇往直前地向前走，必须要有"我能行"的勇气。

威尔玛·鲁道夫是美国历史上首位在奥运会上夺得百米赛跑冠军的黑人女子，在那一届的奥运会上，她一共获得了三枚金牌。谁能想到，这样一个赛跑健将，小时候却因为患有小儿麻痹症，只能在轮椅上度过童年时光。当同龄的小孩在外面玩耍奔跑的时候，她只能坐在家中痛苦地看着。后来，邻居家的一位身患残疾的老人给了她信心，她决定要站起来，像其他小孩一样奔跑。她说过，只要相信自己，只要肯为未来努力，一切皆有可能。从那以后，她开始在医生的帮助下学习站立和行走，每次练习，她都忍受着常人难以忍受的剧痛。经过长时间的锻炼和努力，她终于在 11 岁那年扔掉了拐杖。后来，她又凭着自己坚忍不拔的毅力向田径项目挑战，终于在奥运会上成功夺冠。那时候，她被评为"世界上跑得最快的女人"。

鲁道夫虽然有小儿麻痹症，却没有因为自己先天性障碍而放弃自己。正是她这种顽强的精神，使美国历史上多了一位运动健将。每个人都要对自己的人生负责，这是我们降临到这个世界上的使命。

很多人，因为过去的生活习惯和人生经历，对自己失去了信心，给自己贴了太多的"标签"。这些"标签"就像附在你身上的阴魂，时刻困扰着你。回想一下，你带着这些"标签"生活的时候，是快乐的吗？既然不快乐，为什么不撕掉它？它只会给我们的人生增加困惑和不如意，只会侵蚀你的自信，让你变成一个消极的人。既然这样，为什么不选择勇敢、自信地活着？

不要说"我不行"。人世间的事情不可能尽如你意，只要你尽了自己的努力，抓住了机会，珍惜了拼搏的过程，就可以坦然地面对任何结果。而不是从一开始，就畏首畏尾地选择放弃。只要你有追求，有自信，有理想，不管路上有多少绊脚石，你都会成功迈过去。你再也不会因为别人的怀疑而质疑自己，不会因为畏惧失败而害怕挑战，不会因为一句"做不到"而丧失了体会幸福、快乐的机会。


## 学会自我称赞

人们都喜欢得到他人的认可，喜欢在别人的赞美声中肯定自我价值。比如，同样是求婚，第一个人选择在密闭的空间中，下跪送上求婚戒指，第二个人选择在大庭广众之下，当着很多人的面，下跪送上戒指，谁成功的概率更大一些呢？肯定是后者。因为在公众的场合求婚，更能让对方有满足感。在别人的赞美声中，"我"的价值会随之提升。对方的价值被抬高了以后，会因此认为你很在乎她，所以，成功的概率就会变大。

人类最强烈的欲望，莫过于得到别人的认可。一旦别人接受自己、赞美自己的时候，人们会特别知足。但是，当这个愿望遭到挫败的时候，人们会丧失信心，郁郁寡欢。其实，在别人不肯定你的时候，你可以自己肯定自己。很多成功人士都是靠自我称赞的法则，坚持走到事业的巅峰。

心理学家说，夸奖自己就类似于对自己的一种宣言。不要以为称赞自己是在炫耀，也不用抵触自夸的行为。你只要把它当成一种自然的心理反应，在潜意识中不断暗示自己就可以。比如，成功人士经常对自己说的一句话就是："我可以把它做得很好"或者"我一定会成功"。他们很少暗示自己说："我也许会失败的吧"或者"我本不应该这样做的"。每天都试着夸赞一下自己："我真是好样的""这对我来说是个挑战，凭我的能力肯定能完成"，你不停地鼓励自己的士气，时间长了，成功会离你越来越近。你的自我称赞会帮你走出困难，创造奇迹。

从小老师和家长就教育我们要谦虚，但是，过分的谦虚只会让自己一事无成。以下的小游戏能帮助你提供一个挖掘自身优点、肯定自我、称赞自我的机会：

游戏规则：

1. 两个人一组，面对面坐好。

2. 一个人提出以下问题，另外一个人回答，回答完毕后，轮到另一个人提问。

（1）你最喜欢自己外貌的哪一个部分？

（2）你有什么特长？

（3）你有什么优秀的品质？

（4）在任何一个方面，你获得过什么奖励？

3. 游戏时间为10分钟。

4. 注意：要如实回答以上问题，不用谦虚，大胆地表达自己的想法。

5. 相互提问结束后，要对这个游戏进行总结：

（1）你在回答以上问题的时候，有没有难以启齿的感觉？

（2）做完这个游戏以后，是否比之前更有自信了？

很多人在游戏中不好意思讲出自己的优点，在长年积累的生活习惯中，我们已经不会自夸了。但是，经常地自我称赞不仅能帮你建立自信，还能帮助别人更加了解你。你只有把一个真实的自己展现在别人面前，别人才能看到你的长处。

就像你在面试的时候，考官经常出的题目就是自我介绍。在自我介绍中，面试官能了解到一个人的语言表达能力，应变能力，在岗的优势和劣势。这个时候，你如果不向考官推销自己，不介绍自己的优点的话，那就只能被拒之门外了。你只有在介绍自己的专业、兴趣、工作经验、处理问题的能力等各个方面时，说出自己的优点，这样才能吸引住考官的目光。

其实，说出自己的优点并不难。每个人都有优点，只是人们不善于发现。有很多人，说起自己的缺点来能说上几个小时都说不完，一旦让他们谈论自己的优点，就变成哑巴了。他们不是没有优点，只是还没习惯把自己的优点说出来而已。

在与人交往的过程中，人们总是盯着别人的优点看。碰见比自己有出息的人，再对比一下自己，发现自己的身上全是缺点了。当你把目光集中在你们身份和地位的差距上时，别人在你的眼中自然就高高在上了。于是，人们每天都想着要向某某学习，向某某一样成为什么样的人。慢慢地，我们自己身上的优点就被淡忘了。

优点被忘记了，自信心也就没了。要想重新找回自我，就要肯定自我、称赞自我。多少名人志士，在开始的时候都是遭万人唾骂的。他们顶着巨大的压力坚持着自己的事业，正是他们对自己的那份信心，支撑他们走到了最后。他们是生命的勇者，从不计较名誉的得失，而是在自我称赞中寻找、创造自己的价值。

现代人生活的压力很大，一天的工作下来，经常疲惫不堪。这个时候，你不妨放松一下，试着称赞自己一番。比如，你可以找个舒服的地方坐下，闭上眼睛，放着舒缓的音乐，对自己说："你果然是最了不起的人，这么繁重的工作都能顺利完成，我就知道，你一定会成功的。"你对自己说的话也可以夸张一些，比如："这件事情只有你才能胜任，因为你是最棒的人，让别人去做同一件事情，根本达不到这么完美的效果。"

当你听到自己的赞美声以后，你会切身感受到一种喜悦。你把足够积极、足够自信的话语讲给自己听，有助于排除你头脑中那些消极的想法，进而增加你的自信。经常进行这样的冥想练习，你的生活习惯、人生态度、自我价值观都会改变，你自身的力量和潜能也会得到充分的发挥，就连你的目标和期望，也会随着自信心的增长，越来越远大。

## 每个人都可能成功

很多人觉得成功很难，很遥远，其实不然。成功是一种习惯。成功的模式很简单，就是把简单的事情重复去做，重复能加深你的记忆，是加深印象最有效的方法。只要你知道自己想要什么，知道梦想在哪里，一直去努力，就会有意想不到的收获。

十几年前，史泰龙只是一个很穷苦的普通人。他全身上下的钱加起来都不够租房子，只能睡在车里。当时，他对当演员十分执着，立志要进电影公司。可是，他连续应聘了多家电影公司之后，都被拒之门外。他没有气馁，继续应聘，走遍了纽约的五百家电影公司。他长相不出众，吐字也不清楚，所以并没有电影公司肯收留他。从第一次面试开始，他一共被拒绝了一千五百多次。后来，他写了一部自己的剧本，决定带着剧本去"推销"自己。结果，又遭到无数次的拒绝。最后，终于有家电影公司看中了他的剧本，可是他们要求史泰龙只卖剧本，并不允许他出演自己的电影。而史泰龙始终坚持自己出演。史泰龙一直在绝望中坚持着，他之所以能成为国际巨星，都是背后那些看不见的辛酸和泪水堆积出来的。

　　失败了一千多次，如果换成是你的话，你还会坚持吗？史泰龙坚持下来了，所以，他成功了。很多时候，人们越是担心，越是不满，人们的正能量就越会在无形中被吸走。你的语言和行为，对你的影响相当大，如果你总是谈及负面信息，你的意识就会在不自觉中吸收负面的思想，进而产生负面的结果。佛经上说，逆境是"增上缘"。当你身处困境的时候，不要去想自己有多么不幸。重要的不是发生了什么，而是你要怎么做，用什么方法扭转困境。

　　有这样一个人，21岁做生意失败，22岁角逐州议员落选，24岁做生意失败，26岁妻子去世，27岁精神瘫痪，34岁角逐联邦众议员落选，36岁角逐联邦众议员再度落选，45岁角逐联邦参议员落选，47岁提名副总统落选，49岁角逐联邦参议员落选，52岁出任美国总统。这就是林肯出任美国总统之前的人生写照，如果说这是一篇日记的话，无疑是很悲催的一篇。但是，林肯相信上帝是公平的，自己之所以还没成功，不是因为不能成功，而是时候未到。在生活的种种打击下，林肯并没有否定自己，自暴自弃。

一个人，必须要对自己有信心。就像人们小时候学走路一样，摔倒了就要站起来，否则，你这辈子都不能像其他人一样行走。摔倒10次之后，你是选择继续学习，还是坐在跌倒的地方爬行？相信每个人都会选择站起来。跌倒10次学不会，20次还学不会吗？30次呢？只要你肯给自己机会，你就永远都有机会。

成功和失败的差异在哪里？就在人们的心态上。

某品牌车的女销售走进了经理的办公室，向经理抱怨，说公司展台上汽车的型号太少，颜色单一，定价高，本来就不好卖，而且给销售人员的提成又少。女销售不停地抱怨着，经理沉默不语。等销售抱怨完了之后，经理拿出了销售业绩单，指着另一名销售人员的业绩说："你们卖的都是同样的产品，她这个月的薪水能拿到两万，你的却只有几千块钱。你和她的区别在哪知道吗？"女销售看到业绩单之后，羞愧地低下了头，说："是我的问题。"

同样的事情，就看不同的人要怎么做。想要改变外部环境，先要从改变自己做起。抱怨和牢骚不是解决问题的好办法，只有加强自己的能力，给自己一些信心，相信自己能做得很好，你才会真的做好。成功的秘诀之一，就是不停地告诉自己："不管多困难，我都会完成这项任务"。台湾某位成功人士在接受采访的时候，记者问他："你在成功的道路上遇到过阻碍吗？"他回答："当然。"记者又问："那你是怎么处理的呢？"他回答："相信自己能成功。"记者继续问："若是遇到严重的经济问题或者其他什么你解决不了的问题呢？"他回答："相信自己能走出来。"——成功的人，对自己都有着十足的信心。当然，你若是自己都把自己放弃了，谁还会支持你呢？

汤姆·霍普金斯是美国著名的推销员之一。他的父亲为了让他有出息，花费了自己毕生的积蓄供他上学，希望他成为一名优秀的律师。可是，汤姆并没有完成他的学业就中途退学了。父亲很失望，汤姆的所有亲戚都认为，他这辈子注定是个一事无成的人。休学之后的第二天，汤姆无法忍受家里人对他的冷漠，选择了离家出走。后来，他进入了一家房产销售公司。头半年的时间里，他的业绩几乎是零。赚不到一点钱，连房子都租不起。在这艰难的时刻，汤姆没有放弃自己，他用身上仅有的一百元钱参加了一个销售研究会。在那里，他学到了很多有用的知识。从那以后，汤姆连续八年获得全美房地产的销售冠军。培养无数销售界的精英，开着自己的豪车周游世界。

所有人都放弃了汤姆，只有他自己没有放弃。正是这份执着，给他带来了如此辉煌的成就。

人与人之间差别在哪里？就在于人们想问题的方式不同。除了自信和坚持，成功者并不比失败者多什么。信念决定着一个人的一生，它就像一个软件一样，不是人体程序中与生俱来的东西，却可以靠后天的安装提升你的性能。换一种思考问题的方式，换一种解决问题的方法，给自己一点自信，树立自己的信念，这样的话，任何人都有成功的可能。


## 信念，来自人生观和价值观

自疗法养生学的创始人杨中武先生曾说过这样一段话：

那是我记忆深刻的一天，我接到了一个引起我深思的电话。电话是我的一个好朋友打来的，他伤心、无奈地对我说，他的妹妹前一天还好好的，第二天却突然离开了人世。朋友的家人面对这突如其来的不幸感到无比伤心，同时让他们感到不解的是为什么会发生这般奇怪的事情。逝者究竟是意外还是自杀离去，谁都弄不清楚。当我得知这个消息后，我突然产生一个很深的感悟，这也是我一直以来关注的焦点之一："人类最具破坏力的三个信念是：无助、无望、无价值。"当一个人活着没有希望的时候，他往往会"生不如死"。因此，他也就会"放弃"生命。

无助、无望、无价值对我们的危害是极大的。你在做一件事情的时候，如果自己都不抱任何希望，肯定得不到好的结果。一个没有信念的人，注定不会有成就。要培养信念，先要树立正确的人生观和价值观。

　　每个人都有自己的生存方式，不同的人，对人生的感悟也不同。人生观和价值观就是人们在认识、判断外界事物的属性时所持的基本观点和原则。人生观就是对人存在的意义、作用，以及要用什么样的态度去生活等的认识。具体说来，就是你对集体、个人、利益、享乐、苦难、名声、生死等问题的看法。价值观是人们对价值属性的判断，包括对个体价值的评估、预计和组成方式等方面。

　　人们会根据人生观的不同，选择不同的居住环境、成长环境、社会氛围、文化领域等。正确的人生观能教你用勤劳的双手创造人生的价值，做一个高素质高品德的人。而错误的人生观会诱使你步入歧途，走向堕落的深渊。

　　在价值观的引导下，人们会形成自己的价值取向，追求自己认为最有价值的东西。价值观不是只针对物质的价值而定的，它还包括精神价值。所以，树立一个良好的价值观对一个人未来的发展是极其重要的。

　　在快速发展的时代里，人们不管在学习中还是工作中，都要学会从不同角度考虑各种问题：个人和集体的关系、学习和工作的环境氛围、怎样创造价值、怎样才能生存，等等。但是，在学习这些之前，先要学会如何做人。一个符合时代发展的人，要具备很多基本的品质。首先，能正确处理人与人、人与社会、人与自然之间的关系。其次，具有高尚的道德和情操。最后，还要对社会、人们，甚至国家的利益负责。

在大学教育中，正确的人生观与马克思列宁主义密不可分。学生们要学习一切从实际出发，解放思想，实事求是。是迄今为止最科学的人生观。马克思主义成功指导了中国的开放和建设。在辩证唯物主义和历史唯物主义相结合的前提下，教人认识自然规律，发现自身潜能。

马克思主义教育人们，幸福是人类生活的最终目标。人生是由自己来选择的，要建立高尚的人生观，不要用过错来惩罚自己和他人，积极创造属于你的快乐。人生是短暂的，人们生活在这个世界上，必须要有自己的渴望和追求，为自己的目标前进、奋斗。路上免不了有坎坷、失望和曲折，他们是人生的调味剂，不管是阳光还是阴雨，都是人生中亮丽的风景。在人生的旅途中，只有迈着宽容和自信的步伐向前走，不计得失，甘于奉献，才能把道路拓宽。

除了人生观以外，引导我们前进的最主要的因素就是价值观了。几乎每个人每天都会考虑类似这样的问题："做这件事值不值得？""要不要买这个东西？""它有没有用？""是否有利可图？"

很多人对价值观有种误解，认为财富就是衡量价值的一切标准。其实，价值观包括的内容很多，只不过人们都比较看重财富而已。当一个人的思想被金钱和名利占满了的时候，他的头脑中就再也没有空间去装自己的理想了。人的身份、地位、荣誉、金钱等，都不是衡量价值观的标准。有了名利和地位固然是好事，不过，最好能把他们当作人生道路上的一个阶段。潮涨潮落，人生的变数谁也说不好。得意的时候，要提防失意那一天的到来。若是把眼前的财富都背在身上，就无法轻装上阵，继续未来的道路了。

处于低谷中的人，没必要自暴自弃。林肯——这个普通鞋匠的儿子，在经历种种坎坷，遇见数不清的困难之后，照样当上了美国的总统。在别人都批评比尔·盖茨的时候，谁又能想到他日后的成就？

所以，不管你是正在享乐，还是正在受苦，都要记住，用一颗平常心去对待自己的遭遇，这才是正确价值观的体现。你今天所拥有的一切，就是你的财富。你有温暖的家，有疼你的爸爸妈妈，有懂你的朋友，有关系不错的亲戚。其实，你并不需要多成功，因为，你的善良、乐观、正直和一颗懂得珍惜拥有的心，就是你的价值所在。

人生观、价值观决定着一个人的成长和发展，人生观主要面向社会的领域，而价值观主导着人们的追求。虽然它们的意义不同，涵盖的范围也不同。但是，人生观和价值观却是决定一个人发展最主要的因素。它们构成了一个人的信念，决定了一个人的思想，带动了一个人的行为。

## 梦想成真的必经之路

　　我们总是充满了期待，虽然期待的形式和内容不同，人们却都在向着自己的理想去努力。都说要有梦想，都说要努力，但是，这个社会毕竟是残酷的。人们在追逐梦想的过程中，总是会遇到挫败，这个时候，我们该怎么办？

　　有句话说得好，上帝在关上一道门的同时，一定会为你敞开一扇窗。生活对于每个人来说都是公平的。人之所以会有不一样的人生和不一样的结果，取决于人们的选择。你选择了竞争，自然无法拥有舒适安逸的生活。你选择了付出，就不要计较得失。你选择了安稳，就不要抱怨自己无法功成名就。只要选择了自己想要的道路，就一直走下去吧。虽然你的努力无法让你立刻收获成效，但是，它会帮你从实现阶段性的目标开始，一直到完成最终的理想。

　　尼克生在单亲家庭，妈妈把他和哥哥两个人抚养长大，一家人日子过得很艰苦。哥哥为了减轻母亲的负担，每天都帮母亲做些力所能及的事情。可是，尼克却整天游手好闲地在外面玩。有一天，尼克又要跑出去玩，哥哥把他拦下了，说："你不能出去，你已经长大了，该分担一些家务了。"尼克回答："等我完成我的任务之后，再帮你做家务。"哥哥问："你要完成什么任务？"尼克回答："我要用捡回来的玻璃瓶建造一座城堡。"哥哥听后很诧异，问："你要捡多少玻璃瓶？建一座多大的城堡？"尼克说："我要捡两万个玻璃瓶。"哥哥嘲笑说："你根本不可能建造出来，两万个瓶子有多少你知道吗？那可不是个小数目，你还是乖乖在家吧。"尼克反驳道："不管要几天、几年、十几年，我都会把这座城堡建造出来的。"哥哥不耐烦地摆了摆手，他觉得尼克在说大话。哥哥认为，等到尼克捡几天，觉得无聊了，自然就不会坚持了。

尼克依旧在外面瞎逛，看到瓶子就捡回来。家附近没有瓶子可以捡了，他就跑到很远的地方去找。慢慢地，他收集了很多瓶子，各种颜色的、各种形状的、大小不一的瓶子。邻居们知道尼克要建造城堡，都笑话他幼稚。"幼稚"的尼克在人们的嘲笑声中坚持着，不管谁劝阻他，他都不听。尼克捡瓶子捡了将近三年，终于收集到了两万多只瓶子。那些瓶子堆在尼克家的后院里，像座山一样。虽然他收集了足够数量的瓶子，但依旧没有人相信他可以建造一座城堡。因为瓶子是滑的，不可能堆在一起还不倒塌。人们的想法是对的，尼克也遇到了这个问题。他每次把瓶子堆到一定的高度时，瓶子就会掉下来摔碎。母亲和哥哥怕他会受伤，不让他继续进行这个危险的工作。尼克并没有气馁，瓶子不断地倒塌，他不断地尝试，他坚信自己一定能建造出梦想中的城堡。

半年以后，尼克的梦想实现了。他用玻璃瓶子建造出了一座坚固的城堡，在阳光的照耀下，闪着光辉。很多人知道这件事以后，慕名而来，就为了看一眼尼克的城堡。从那以后，尼克成了名人。后来，他成为一名设计师，他设计出来的作品，都是独具特色的。

虽然瓶子碎了，虽然城堡一次又一次地倒了，但是尼克的信心没有倒，他始终坚持着自己的信念，终于把"不可能"变成了"可能"。尼克说过："只要有想法，敢于行动，任何事情都有可能成功。"是的，别人可以嘲笑你的梦想，但你绝对不行，要知道，梦想从来都不是卑微的。

想要实现梦想，必须要有具体的规划，明白你要取得什么样的效果。树立目标的意义不在于让你死盯着它不放，而是你在为之努力的道路上能够吸取经验和教训，完善自我，成为一个更有资格达到目标的人。在这个过程中，人们始终在成长着，不会停滞不前。

实现理想很重要，制定目标也很重要。不要把你的目标定得太宏伟远大，那样会显得它遥不可及，你在实现的过程中也会很疲惫。可以定一个总体的目标，再把它分切成几个阶段，一个阶段一个阶段地去完成。这样，你每完成一个小目标，就会更加信心满满地去挑战下一个。在切割目标的时候，最好由简入难，这样更利于你阶段性目标的实现。有了目标之后，我们需要做的，就是完善自我了。

在相同的条件和情况下，不同的人向着同一个梦想出发，也会有不同的结果。所以，梦想能否实现的关键还是人。有些人，急于创业，急于求成，总想马上就完成自己的目标，这样是不现实的。财富需要一点点积累，成功需要日复一日的努力，一口吃不成个胖子。失败是少不了的，挫折是免不了的，只要你不畏艰难，用点滴的努力凝聚成强大的力量，不向困难低头，敢于逆流而上，坚持自己的梦想，就一定会到达成功的彼岸。

想让梦想成真，自信和坚持最重要。做一次失败了，可以做第二次、第三次，在反复的过程中，有助于帮你总结经验，提高你的能力和耐力，增强你的自信心。当你为了一件事情全力以赴的时候，当你战胜了种种困难，终于完成任务的时候，你心中的那份喜悦是无法比拟的。在一步步实现理想的过程中，你会越发相信，自己是人生的主人，是永远的赢家。

## 第六章

# 摆脱"别人"带给我们的烦恼

## 我就是我，为自己而活

什么叫对，什么叫错
世上的路啊坎坎坷坷
老百姓想不了那么多
太阳天天东边升起西边落
什么是福，什么是祸
世上的人啊许许多多
老百姓经过的实在多
大雪年年春天化了冬天落

什么叫功，什么叫过
究竟有谁能一眼看破
老天爷管不了那么多
是非任评说　我就是我
什么是善，什么是恶
究竟有谁能一语道破
老天爷见过的实在多
好坏任评说　我就是我

这是电视剧《荒野》的主题歌，道出了普通百姓的心声。是啊，我就是我，这是一种洒脱，更是一种生活态度。每个人都希望做最真实的自我，但是，又有几人能真的做到？

　　你应该有过这样的感觉，你不想管别人如何评价你，却总被别人的想法左右。其实，我们每个人的生活都在受周围环境的影响。比如，很多大龄单身剩女并不着急嫁人，但是她每天都在听别人跟自己重复着同样的话："这么大了还不结婚，你不怕以后嫁不出去了吗？""不找个伴儿，你不孤单吗？""还是尽快找个老公吧，再晚了就没法要孩子了。"就是这样，在别人的一片催促声中，这些原本"正常"的女人们开始变得"神经质"。由此可见，很多心理问题并不是源于自己，而是源于别人随口而出的几句话。

　　很多人过于在意别人对自己的看法："如果我这样做了，别人会怎么说我？""我在别人眼中是什么样的？""我今天是不是出丑了？"……

　　这样的人，把别人对他的评价看得太重，甚至超越了自己的判断。他们容易把精力过度消耗在周围的人和环境之中，忽略自身的发展。某些人甚至会为了讨好别人，而改变，甚至放弃自己的前途。这是多么可悲的一件事情。

　　流言的力量是可怕且巨大的，你想要控制住流言的发展，几乎是不可能的。但你要知道，自己的道路不能让别人的舌头堵了。每个人的思想不一样、看法不一样，对你的评价自然也就不一样。你若费力让自己奔波在他人的流言之中，只会让自己迷茫，搞不清究竟怎么做才是对的。你每天都会陷在左右为难中无法自拔，找不到自己的道路。

　　一个人，最重要的是有自己的方向。不一定要成就伟业，但不能迷失自己，不能找不到活着的意义。总是揣测别人的想法，就有游离在迷失边缘的倾向，是一种危险的行为。一旦你对别人的赞赏产生了依赖感，你的行为就完全取决于别人的评价了。若得不到别人的赞许，你就会失去前进的动力，最终导致失败。

　　由此可见，保持清醒的头脑很重要。因为，别人的评价不一定都是正确的。你若盲目地听从他人的话，采纳了一些偏激的，甚至带有私人目的的建议，就只会把自己变成人家的傀儡。

　　人的内心，就像一个画家描绘出的五彩斑斓的画一样，没有什么艺术可以与之媲美。生活中，你只要把自己的想法、情绪、内心、诉求真实地表现出来就可以了。这些都是来自你心灵的东西——最真的东西。要知道，人活着是为了自己，不是为了别人，更不是为了别人说出的话。记住，你的命运不能被握在别人的手中。

　　当然，反复强调自我的重要性，并不代表你可以完全不顾别人的意见和忠告。别人的意见，只是他们的看法，采不采纳还在于你。也就是说，对于别人的意见要有选择地听从，不能一股脑地收入怀中。

　　做人，要像莲花一样，有"出淤泥而不染，濯清涟而不妖"的品质。既不去理会外界的流言和污蔑，清者自清，又不去诽谤、造谣他人。上无愧于天，下无愧于地，做个坦荡荡的人就好。岂能尽如人意，但求无愧于心。

有时候，要想走好自己的路很难。不管你多么优秀，总会有人在暗地里诽谤你。你在坚持自己的道路时，肯定会惹来反驳和非议。这个时候，学会看开一点很重要。要是你斤斤计较，反而让你的抵抗显得单薄无力。世界这么大，谁都有被别人说闲话的时候，这是我们生存在这个世界上避免不了的，既然无法改变，不如笑着接受。别人怎么说，我们管不着，只要把自己做好了，不用想太多。

当你快迷失自己的时候，不妨坚定地告诉自己：我就是我，世界如此大，却找不出第二个我。从相貌到个性，从举止到言谈，我都是独一无二的。虽然我有缺陷、有毛病、有过错，我依然庆幸。因为，上帝给我预留了一个提升自我的空间，他让我明白在努力进步的过程中，是多么的快乐。我庆幸自己有独特的立场和独特的性格。我对外部的世界，有着自己的看法，别人的思想左右不了我。我是一个潇洒的人，不惧怕流言，不在意他人的看法。不管什么事情，只要我想做，就一定要出色。高兴的时候，我可以尽情地玩乐；悲伤的时候，我可以纵情高歌。我是生活的主角，没必要跟别人去比较。别人再聪明、再成功，都与我无关。既然我出生在这个世界上，就一定有我的作用。虽然在前进的路途中，我行走得缓慢，也一直在试探，可我从没有停下脚步偷懒。虽然有时迷茫，但是我有方向。我的人生，充满了快乐，也充满了曲折，不管我处在什么样的状态中，我都不用别人来评说。我敢爱敢恨，敢哭敢笑，酷爱自由的生活。我要珍惜我的健康，呵护我的心灵，让我好好地成长。我强调自我，但会合理地接受别人的建议。我强调自信，但不会自恋或者自傲。我注重形象，但不会过于看重别人虚妄的评价。我就是我，我为自己而活。

## 别人的批评让我们沮丧

某个大公司在面试的时候，出了一道题目：如何应对别人的批评。这一问题看似简单，却不好作答。如果你的回答太激进，会给面试官留下张狂的印象；如果你的回答太保守，会让面试官认为你是个没有主见的人。

在生活中，人们经常会听到别人的批评之声。明明很努力地做完一项工作，领导要是不满意了，非要骂上你两句："你怎么这么笨？""你用心点行不行？"这个时候，人们都会特别委屈，甚至想大声地反驳："你懂什么！""这可是我花了很长的时间才做出来的！"可是这些话只能憋在心里，化为委屈和愤怒。有些领导在批评下属的时候，不仅尖酸刻薄，而且不注意场合和方法。有时候，当着很多同事的面，他想发火就发火，一点情面都不留，让员工恨不能找个地缝钻进去。

除了领导之外，我们还会受到来自多方面的批评：你在给别人讲道理的时候，会被他们说成自高自大；别人请你帮忙你又帮不上的时候，会被他们说成冷血无情；身体不好不能赴约的时候，别人会说你找借口。

当过作家的人都知道，来自读者的批评都是很尖锐的。你写多了，读者说你啰唆；写文艺了，读者说脱离现实；写道理的时候，别人说你没有实践。反正你的东西永远不会被所有的读者接受，总会有那么一些人跳出来找你的毛病。歌手、演员、知名人士都遇到过类似的问题。

对人们来说，所有对自己的否定、批评和责骂都是很难忍受的。生活中，人们不管怎么努力，都避不开这些攻击，它们甚至侵入了你生活的每一个角落，无处不在。你会不会受到这些负面攻击的影响，还要看你的抵抗能力和应对能力如何。抵抗能力弱的人，会被这些攻击刺穿；而抵抗能力强的人，不但不受这些攻击的影响，还会在适当的时候给以回击。

想要对别人的批评做出正确的反应，要先对别人的批评进行分析：有些是善意的，有些是恶意的，有些甚至根本不是针对你的。很多人正是因为缺少这种判断能力，才让自己陷入苦恼。

有些敏感的人，不管别人在说什么或者批评什么，总喜欢拿自己对号入座，认为别人是在指桑骂槐。别人无意中说的一句话，非要把它解读成对自己的攻击。还有些人在跟别人沟通的时候，只要对方说话声音大点，他就受不了，认为对方态度有问题。这样的人就有些无理取闹了。

有些人，喜欢无视批评，根本不在乎别人怎么说。你说你的，我干我的。不爱听别人说话，也不承认自己有错。这样的人，你还真拿他没办法。

还有些人，总是把自己跟别人比较。你说他点不好，他还能找出比他更不好的人来对比，反正总能给自己找到心理平衡。这种"五十步笑百步"的行为，比犯下的错误本身更不可饶恕。

面对批评，首先要自省。静下心来好好想想，他说的对吗？我真的是他说的那样吗？如果他误会你了，批评错了，千万不要冲动地顶撞。耐下心来把真相告诉他，把自己的想法告诉他。这样不仅能解决问题，更能体现你的素质和涵养。就算批评错了，你把它当成对自己的警醒，引以为鉴，不是更好吗？有时候，别人对你的批评是出于好意，这时，你就更不应该发脾气了。不是所有人都有处理问题的能力，也不是所有人都有判断对错的能力。不管对方冤枉了你什么，只要他是为你好的，你就应该体谅他的一片苦心。

遇见比较偏激的批评，不要沮丧，也不要愤怒。如果他说的是对的，没必要据理力争为自己挽回面子，以免发生不必要的摩擦。比如，有人对你说："你怎么能这么做呢？你有病啊！"你要是马上就回击说："你才有病呢，你们全家都有病。"估计接下来，你们就要用拳头说话了。不要让别人的攻击轻易破坏了你的防御系统，总想着用攻击去回应攻击，结果只会带来更加尖锐的攻击。

当然，每个人都希望被尊重。受到批评的时候，人们会因为自己的自尊受损而产生一些懊恼的情绪，这很正常。你如果能换个角度去思考，也许就不一样了。

别人说你自私的时候，你可以对自己说：在时间和能力足够充裕的情况下，不懂得帮助别人的人才叫作自私，而我还没有具备这些条件，连自己都没照顾好，又何谈照顾别人呢？

别人说你的工作完成得不好的时候，你可以对自己说："我本来就没有那么大的能力，别人这样说是对的。在我能力范围以内的事情，我会尽量去做好，在能力范围以外的事情，我只能做到这样了。"

当然，这不是在教你给自己找借口，只是不应该把批评当成"包袱"。有些人自尊心受到侵犯以后，会过于看重别人的批评，甚至产生心理负担。要知道，不管是什么样的批评，都应该是能推动你进步的，而不是让你产生负担的。你听完了别人的意见之后，要找正确的方法来完善自己，不要让自己在同一个问题上被批评两次。

良药苦口利于病，忠言逆耳利于行。有人愿意批评你、指点你，对你来说是件好事。要是没有人愿意给你意见，那才是你真正的悲哀，你将永远得不到锻炼和提升。所以，在遇到难以忍受的批评的时候，你可以把批判当作一种鞭策，对自己说："他不是真的在否定我，只是想让我做得更好罢了。"

## 牢骚和抱怨都是没用的

现代社会中，不如意的事情太多太多：父母太唠叨、爱人不理解自己、工资赚得少、老板太严厉、压力太大、竞争太激烈……

这些不如意围绕在你身边的时候，你总想找个人倾诉一下。有些人为了发泄心中的不快，一刻也不停地抱怨着。抱怨好像已经成了我们生活中的一部分，你抱怨的同时，别人也在抱怨。

抱怨能给你带来什么？有些上班族，每天都在抱怨。要知道，从来都是你需要工作，而不是工作需要你。一个总是抱怨的人，就算再有能力，也不会被公司重用。不管是国有企业还是个体经营，都希望雇佣能给自己创造价值的人，而不是一个只会发表评论的抱怨者。如果你拿不出显著的成绩，还在不停地挑三拣四，总有一天会被用人单位抛弃。人们都希望自己是优秀的，能得到上级的赏识和重用。这样的话，你需要做的事情就是认真与努力。有的人，自己并不努力，只把目光盯在工资的高低上，好像工资就是一切。他们不去注重发展弹性、公司氛围，只会抱怨自己没有得到与实际能力相匹配的薪水。这样的人，毫无前途可言。

抱怨是一种无能的表现。有的人处理不好自己的人际关系，跟别人发生争执的时候，他觉得是别人让自己下不来台，认为对方不能好好站在自己的立场上想问题。这样的人，喜欢挑别人的毛病，抱怨别人的不是，结果总是被周围的人孤立起来。

在家庭关系中，抱怨声就更多了。"你从来都不会关心我！""你到底爱不爱我？爱我的话，为什么不能替我想想？""我这么做都是为了你，而你又做了什么？""你的工作不能上班时间做完吗？非要加班吗？"……抱怨是一种恶性循环，在你一遍又一遍的抱怨声中，你跟抱怨对象的关系会越来越差，结果只能是不欢而散。

有一天，珍妮在公司遭到了领导的批评，她心情差到了极点。回到家之后，她一直苦着脸，本以为会在老公那里得到些安慰，谁知老公对她的沮丧视而不见。珍妮感到很伤心，她希望老公能发现自己的不愉快，主动来问她出了什么事情，可老公没有。珍妮觉得，老公不像以前那样在乎她了，不再注意她的情绪了。于是，珍妮没好气地问老公："你没发现我很伤心吗？怎么连问也不问一声了？"老公被问得愣住了，回答："你总是这样的表情啊，再说，你不说，我怎么知道发生了什么事情啊？"珍妮听完愤怒地反驳："以前我一不高兴你就能看出来！现在怎么就看不出来了！不愿意看了是吧！"对于珍妮这种无理取闹的行为，老公很恼火，随口顶撞了几句，这让珍妮更加受不了了。两个人越吵越凶，甚至还谈到了离婚。

本来是一件很小的事情，只因为一句随口的抱怨，却引发了一场不必要的争吵。生活中，这样的事例太多了。因为苦闷而抱怨，因为抱怨又加重了苦闷。

生活中，我们习惯推卸责任，习惯在他人身上找借口，却很少看到自己的原因。其实，每个人做每件事情都是有原因的，有他自己的道理。其实，你在抱怨的时候，心里对这件事情肯定已经形成了自己的看法。所以，不如把抱怨化作动力，按照自己的方法去解决。抱怨你的另一半之前，先跟他来一场深层次的沟通，把你们之间的问题一次性解决了，别等着积攒在一起一次性爆发，这样不是比抱怨更加有效吗？

对于打工族来说也一样，抱怨容易消磨员工的意志，让前进的步伐停滞不前。你只要选择了一个公司，你跟老板就站在了一条绳子上。你的命运跟公司是息息相关的，公司的命运也是你的命运。员工的努力能给企业带来利益，企业利益增长了，能给员工带来更好的发展平台。企业兴旺，员工才能兴旺。所以，你可以试着站在老板的立场来工作。这样，你会提升自己掌握大局的能力。而且，在接受上级交代下来的任务时，你不会再有抵触的心态，而是用一颗积极乐观的心去完成。职场就是这样，与其天天抱怨制度和上司的不公平，还不如闭上嘴，好好干活。

如果你不是职员，而是一个创业者，就不应该抱怨了。有很多小本生意人不好意思对外界说自己是干什么买卖的，觉得这样很丢人。其实，没有卑微的行业，只有卑微的态度。不管是什么行业，在社会中都有其一定的价值。没有在基层的拼搏和努力，就没有通往顶层的台阶。创业的道路没有一帆风顺的，失败和困难在所难免。要想把自己的一摊生意做好，除了美好的规划以外，必须要有艰苦的拼搏。否则，你的梦想终究只是一纸空谈。

当你想要抱怨的时候，想要张开嘴的那一刻，先好好想想，这件事情值不值得自己去抱怨。抱怨之前，不妨反省一下自己，是不是我有什么地方做错了，是不是我太不懂得珍惜和满足了？有那抱怨的时间，还不如好好利用起来，去提高一下自己的修为和能力。这样的话，你再遇到困难，就不会想着去发牢骚，而会尽心尽力去解决。把困境当成磨难的人，除了牢骚以外，是无能为力的。只有把困境当挑战的人，才有足够的勇气和信心带自己走出黑暗。

思路决定出路。生活在这个世界上，不如意之事十有八九。抱怨缓解不了你的痛苦，倒不如换种方式去思考，你也许会看见完全不一样的风景。

## 停止"我和别人之间的比较"

尺有所短，寸有所长。每个人都有自己的优点和缺点，作为独一无二的存在，每个人都有着自己的优势。所以，不要感叹自己不如他人。

拿自己跟别人比较，是人性中最大的缺点。长相普通的人，喜欢跟漂亮的比；家庭困难的人，喜欢跟富裕的比；在普通岗位上工作的人，喜欢跟有金饭碗的比；学历低的人，喜欢跟学历高的比。这些人，喜欢看别人身上的闪光点，找自己的不足。当然也有些人，专门跟不如自己的做比较，以此来满足自己的虚荣和自尊。

人们喜欢比较，这种情感是从小培养而来的。小时候，我们每个人都有一个讨厌的"天敌"——别人家的孩子。别人家的孩子好像都是完美的：不打游戏，不闯祸，花钱节省，会做家务，不哭不闹，认真完成作业，成绩总是前三，会照顾父母，谦虚懂礼貌……而我们跟他们比起来，就像个不良少年一样：就知道吃和玩，不好好学习，不思进取，只会花钱，不懂得体贴父母，不会干活，笨手笨脚……

就这样，人们从小就形成了比较的习惯。不管是财富、身份、工作还是伴侣，都能作为比较的对象。在比较的过程中，别人要是比你强，你就会产生自卑感；而你要是比别人好，你就会产生优越感。你的心情，你的快乐，习惯于建立在比较之中。

某公司年度工作总结会议上，林女士拿到了自己的年度好评，上面写着加薪10%。她开心极了，认为这都是自己努力的结果。她开心地给老公打电话，说晚上回家要好好庆祝一下。老公听了这个消息也很高兴，承诺晚上请她吃顿大餐。下班以后，林女士来到停车场开车。在那里，她听到另外一个女同事在打电话。电话中，那个女同事兴奋地说领导给自己加薪20%。林女士听了非常不满意，她认为自己不管从个人能力还是工作的努力程度上来看，都要比那个同事强得多。为什么领导给她加薪的幅度是自己的两倍？林女士垂头丧气地回到家里，没有开心地跟老公庆祝，反而烦闷地跟老公吵了一架。

在比较的过程中，在发现别人比自己强的情形下，愤懑之情油然而生：自己任何条件都比他们不差，何以在现实中，却时时处处不如别人，这是为什么？是能力差，还是一时的时运不济？将来会怎样，会一直不如别人，还是会有朝一日飞黄腾达扬眉吐气？

在与别人的比较中，很多人会丧失信心，甚至迷失自我。星云大师说过："人生的道路，无论是崎岖还是平坦，都要靠自己去走；人生的滋味，哪怕是酸甜或者苦辣，也要自己品尝。"人这一生，是非常辛苦的。要是把这本来就艰难的日子用来跟他人比较，岂不是更艰难？正是因为比较，很多人才有了不幸福的感觉。要知道，在这个世界上，你就是你，是不可复制的，也是独一无二的。世界上没有第二个比尔·盖茨和牛顿，同样，世界上也没有第二个你。不要想着去成为别人，努力做好自己才最重要。

不管你多好，也总会有人比你漂亮，比你勤奋，比你聪明，比你更有财富。有那么一些人，你是永远都比不过的，做好自己吧。别人再漂亮，都不关你的事，你的相貌不是靠比较就能改变的。别人再有钱，也不是你的，想要功成名就，不是比出来的，是要靠自己勤劳的双手换来的。每天比来比去，看着别人比自己好就气愤，明知道要生气，还非要比，这是何苦呢？

通过比较而来的痛苦，都是人自找的。不进行比较，日子本来很平静，一旦比较了，麻烦就多得数不清了。在比较的过程中，人们有一个习惯，就是放大自己身上或者他人身上的优缺点。看见比自己强的人，人们就会想象他各方面都比自己强；反之，看到比自己弱的人也是一样。

其实，人与人之间的强弱都是自己找来的。你非要在心里界定你们的强弱，别人也没办法。中国有句古话说得好："比上不足，比下有余"。这是做人的智慧，也是生存之道。经常把这句话默念几遍，时刻提醒你自己，别总跟人比较，那样只是在自找麻烦。

做个潇洒的人，没有一成不变的事情，也没有一成不变的强弱。你以一颗阳光的心态去面对生活，用潇洒的心去看世界，就可以改变你的命运。别跟着别人的脚步追逐，学会和自己赛跑。你看别人有钱了，就去追着钱跑；你看别人当官了，就去追着权势跑。你整天追着别人的东西跑，累不累呢？你过的是自己的人生，不是别人的日子，为什么不能停下追随别人的步伐，看看自己都有些什么？你在羡慕别人的同时，你的某些东西也在被别人羡慕着。所以，学会珍惜自己拥有的，看开自己所缺失的。世上本来就不存在完美。不以物喜，不以己悲。人生中的得与失都让他顺其自然，学会看淡，才能停止比较。

## 第七章
# 自我暗示的作用

## 什么是自我暗示

别人的语言、动作和周围的环境，都会对你的言行举止产生影响，这一过程就是我们通常所说的"暗示"。

早在中世纪的时候，人们就已经意识到"暗示"的存在了。人们发现，思想和暗示的力量很大，而且很少有力量能与之媲美。思想是人类生存的主宰，暗示能通过心理实现对生理的控制。托马斯说："对于人类来说，潜意识当中的每个意念就像是下达的命令。这种意念可以制造出疾病，却也可以治愈疾病。"由此可见，暗示的作用是相当大的。

暗示的道理很简单，可是，对于那些不懂暗示的人来说，这一概念极其复杂。暗示本身不能作为独立的个体存在，所以，暗示存在的先决条件，就是将外界的暗示转变为自我暗示。我们可以把别人对我们产生的暗示理解为"他们强加给我们的一种思想"，这种思想能影响我们的语言和行为。

暗示分为有效暗示和无效暗示两种。

无效暗示大致分为三种情况：第一种，当你不明白或者不理解对方在说什么的时候，他对你就没有产生任何暗示效果。这种理解指的是语言上的认知。人与人之间，先要产生交流，才能实现彼此之间的影响。双方之间的交流会转化成单方面的交流，即自我对话。这一过程，就是把他人的暗示转变为自我暗示。如果没有这个过程，他人的暗示对你起不到任何作用。你若理解不了对方的语言，你的潜意识就无法接收来自对方的信息内容，他的暗示无法引起你的共鸣，自然就无法改变你的思想。第二种，你虽然明白对方在说什么，但是你对他所说的内容毫无兴趣，或者是他说的东西无法勾起你继续联想下去的欲望。这时候，他对你的暗示也是不起任何作用的。比如，对方正在跟你抱怨自己的处境，可你并不愿意听他的遭遇，拒绝接受他传递给你的信息。这样，你就自动隔绝了他给你的暗示。第三种，你听了对方的话，也对他说的内容感兴趣，但是却误解了他的意思，进而产生了错误的暗示。

以上的三种情况总结起来就是：你在对某个人进行暗示的时候，如果对方没有接收、不愿意接收，或者错误地接收了你所发出的信号，那么你对他的暗示都是无效的。

有效的自我暗示通常也有三种情况：第一种，对语言、文字理解中的自我暗示。如果你身边的朋友全部都真诚地对你说一句

"你精神有问题"，你会有什么样的反应？你可能真的以为自己有问题，去精神病院做个检查，甚至检查结果上都会显示你有精神疾病。这是为什么？因为语言的暗示作用很大，当外界的暗示转变成一种根深蒂固的自我暗示的时候，这种暗示就会转变为事实。比如说，你每天都对见到的人说："别和我说话，我心情不好。"不出几天，你的心情就真的好不起来了。第二种，对表情、肢体语言理解中的自我暗示。人与人之间除了说话以外，经常会做一些小动作来传递要表达的情感。开心的时候，人们会笑；愤怒的时候，人们会咬牙；喝彩的时候，人们会鼓掌。如果一个人对你微笑，你能感觉到他的善意；如果一个人冲你扬起拳头，你就知道他在威胁你。第三种，周围环境对我们的暗示。自然和社会对我们产生的暗示作用的力量是巨大的，我们看到草原的时候，心胸会变得宽广；我们站在高处的时候，觉得世界就在脚下。

外界对我们的暗示来自多个方面，但是，我们在将外界暗示转变为自我暗示的过程中，主要还是受到思想里潜意识的控制。潜意识就像藏在我们体内的相机底片，它如此敏感又机灵，能看到并记住所有大大小小的事情。除了记忆功能，它还能激发人的创作潜能。它的力量，可以引导人们的意念，让人们在不自觉中将自我暗示行为化。

比如，让你想象自己正在咬一颗刚刚切开的柠檬，你口中立刻会有酸涩的味道，并且分泌出大量的唾液。为什么会出现这样的情况呢？很简单，你的唾液腺受到了潜意识的影响，这种自我暗示让它们分泌出唾液，就好像你真的在咬柠檬一样。当然，这种效果只有在吃过柠檬的人当中才会有。对于没吃过柠檬的人来说，这种暗示就是无效的。

暗示是影响潜意识的最有效果的方法之一，它有着无法想象和难以预知的力量。它在潜移默化中影响着人们的言行和思想，指导着人们的行为。

## "自我暗示"对人的控制力

从人类诞生以来，暗示就作为一门玄妙的科学存在着。其实，自我暗示是人类与生俱来的一种天分。但是，它的作用一直到近期才被科学家和心理学家们重视并运用起来。

自我暗示对人类的影响是巨大的，要想挖掘出这一点，首先要分清哪些暗示是来自你的主观意识，哪些暗示是来自你的潜意识。

来自主观意识的暗示，我们称为自觉自我暗示；来自潜意识里的暗示，我们称为不自觉的自我暗示。主观意识和潜意识是人类本身具备的两种特性，它们的融合完美地体现了人类的聪明才智。但是，人们经常能感知到主观意识，却忽略了潜意识。

有梦游症的人，会在完全熟睡的状态下，不自觉地下床穿好衣服，走出房间，从楼梯走到外面，去做指定的事情。做好之后，他会顺着原路返回，脱掉衣服，躺在床上并盖好被子。这一系列的动作，都是在他毫不知情的情况下完成的。第二天，他也许会惊讶地发现，前一天没完成的某项工作竟然完成了。

酒品不好的人，喝醉了以后，经常会出现这样的情况：他迷迷糊糊地走在路上，由于撞到了什么人或者什么东西之后，恼羞成怒，随手抓起一切可以动用的武器——刀或者棍棒，疯狂袭击过路的行人。等他恢复了理智，酒精的作用过去了以后，他会对自己的行为感到诧异，甚至不相信眼前这残忍的凶案现场是自己一手造成的。

以上两个事例，清楚地揭示了潜意识对人的影响。有时候，我们的行动会在潜意识的控制下变得不可思议。我们的语言，我们的行为，我们的器官，总是会出现运转不正常的现象。很多时候，你会认为自己的失常是一种荒谬的行为。其实，这时候的你，已经被"自我暗示"所控制了。

被自我暗示所控制的事例有很多，生活中随处可见。比如说，你想象自己正处在一片汪洋大海或者站在万丈高山之上，时间长了，你就会头晕目眩。而且，当你意识到自己的生理机能受到影响了，要马上停止想象的时候，却根本阻止不了眩晕的状态。你越努力控制，头晕得反而越厉害。有时候，你明明觉得自己应该记得某一件事情或者某一个人的名字，但你拼命去想的时候，那个本来就在你眼前的名字和事情，就好像长了翅膀一样，越飞越远，让你怎么都记不起来。刚刚学骑车的人都有这样的感觉，颤抖地握紧车头，尽量让它走直线。看见路边的障碍物时，你尽量调整自己的方向避开它。谁知，不管你怎么努力，自行车就是不听你的使唤，非要跟障碍物撞一下。同样的情况，也经常发生在失眠患者的身上。患有失眠症的人，都有一个通病：越是努力让自己入睡，就越是清醒。如果不强迫自己睡觉，反而还能安静地在床上躺一会儿。

在这些事例中，意念总是输给暗示。由此可见，暗示的作用是巨大的，如果你不能战胜它，就会被它所控制。

有些犯罪分子，明知道自己做的事情是违法的，却忍不住要去做。在某种动力的驱使下，他们犯下一个又一个残忍的罪行。

很多人嗜酒如命，他们不是不知道喝酒的害处，他们自己也讨厌喝多之后的样子，希望能一直保持清醒。但是，他们总是鬼迷心窍地偷酒喝。

这种人，往往无法控制自己的行为，因为他们的思想已经被控制了。人的行为一旦被暗示所控制，就好像是落水的人跟一条水流湍急的江河做斗争一般。不管你怎么努力，怎么挣扎，都摆脱不了被河水卷走的命运。可是，你若能巧妙地改变水流的方向，让它朝着你的目的地流动，那么，坏的结果也可以转变为好的结果。

我们是自己的主人，不是暗示的奴隶。你只有学会了驾驭"自我暗示"的方法，才能真正掌握自己的命运，做自己人生的主宰。

# 错误的暗示能毁灭一个人

从心理学上说，通过想象来传达的自我暗示，对个体具有某种刺激作用。这种长期的暗示，能改变个体的行为和经验。错误的暗示更能导致个体失去判断能力，使人沉浸在想象的世界中无法自拔，进而产生不切实际的行为。

袁世凯是一个比较迷信的人，他从小就总去算命，喜欢占卜。从种种的卦象上来看，他以后必然会做出一番成就。所以，他一直坚信自己是个做大事的人。袁世凯在青年时期并不顺，他是到了中年以后，才升官发迹的。

他曾让许长义给他占过一卦。许长义告诉他，他会在辛亥年八月升官，到了那时，运气会很好。果然，辛亥年八月，也就是南昌起义爆发之后不久，袁世凯就出任了内阁总理。后来，袁世凯迫使清朝皇帝让位，企图武力征服中国，把自己从民国的总统变成帝国的皇帝，想在中国做拿破仑第二。那时候的他，更加狂妄自大了。他认为，他能有这样的成就，都是卦象的功劳，是自己时来运转，是命数。从那以后，袁世凯对玄学更加痴迷了，为了证明自己有"龙兴之运"，他先后找过很多大师为自己占卜。

他找来的大师为了奉承他，大多说他有"九五尊位"，不登帝位是辜负了上天的恩赐。袁世凯十分开心，对于那些占卜师的话，他更是言听计从。正因为对自己"帝王之相"的痴迷，袁世凯在生活中屡屡被骗。有一次，在北海的森林中，平地忽然泛出火光，地下钻出一堆新土。袁世凯听闻此事后大惊，立刻让人挖开新土，果然发现一块石碑。石碑上刻着：龙战玄黄，坠统失纲。庶民不和，洪范宪章。天命攸归，安吉衣裳。新我华夏，山高水长。袁世凯看了碑文后大喜，以为是上天支持自己"称帝"的一种暗示，岂不知，这石碑是袁世凯手下串通了古文专家事先写好埋在那里的。

从那以后，袁世凯更加迷信"天命"。他认为老天都在帮他，而且他不停地寻找自己是"天生帝相"的证据。他曾经问过给他看祖坟的郭三威："龙兴之运，年数如何？"郭回答："若称帝，当应八二之数。"袁世凯继续追问的时候，郭就不再往下说了。袁世凯反复想了很久，从郭的话中，他推测自己称帝后能稳坐八十二年的龙椅。谁知，他刚一称帝，就遭到了全国上下的反对，结果，他只当了八十三天的洪宪皇帝，然后就毙命了。

袁世凯的失败，有很大一部分原因正是由于他不断给自己灌输错误的暗示，认定自己能永远当皇帝，最终导致了他的覆灭。暗示的作用影响着人的心情和意念，除了错误的暗示之外，消极的暗示也是导致失败和毁灭的主要原因之一。

某位负责管理冷藏库的员工，由于一时大意，被锁在了冷藏库里。当时，所有的工人都下班了，他叫了很久，都没有人回应他。第二天，大家上班的时候，发现他已经"冻死"在冷藏库里了。但是，让人意外的是，头天晚上下班的时候，工人们已经把电路都断掉了。也就是说，冷藏库根本没有开启冷冻功能，"冻死"的员工其实是被自己吓死的。

由此可见，自我暗示不仅能影响人的行为，还能影响到人体的生理机能。

了解到错误暗示对人们的危害以后，就要想办法抵制这种暗示。很多自卑的人不敢参与社交，不敢尝试新鲜的事物。他们总以为自己"做不好"，或者是"我没有解决这个问题的能力"。长此以往，这种观点就形成了对自己的暗示，遇到问题的时候，就真的解决不了了。

有一个女孩，大学刚毕业。虽然她学的是理科专业，但是她十分想找一份文职。在一家公司面试的时候，她的文化水平明明已经达到了这家公司的要求，可是她就是认定自己做不好这份工作。结果，她在工作中频频出错，别人都认为她是个马虎的人。后来，她实在忍受不了，最终选择辞职。

由于她认定了自己"不行"，所以不管做什么事情，都会给自己找到"做不到"的借口，时间长了，意识上的"不行"就真的变成了"不行"。

人们在做一件事情的时候，要给自己找阻碍很容易，困难的因素到处都是。同样地，要想给自己找有利的因素也很容易。要找什么样的因素，就在你的一念之间。

错误的暗示信息总是伴随你的生活，想要替换掉一种暗示，就必须要依靠另一种暗示。抛开困扰你的错误暗示和负面暗示，给自己重新建立一套暗示系统。这样，你才能从自我毁灭的道路中走出来。


## 积极的自我暗示能够改变你的生活

心理学家普拉诺夫说过，暗示能够改变人的心情、爱好、个性、情绪、愿望等各个方面，在这些方面的影响下，这个人的生理状况、器官功能也会自然而然地转变，进而影响他的工作能力和生活态度等。

在很早以前，我们体内那些神秘的自然能量就被挖掘出来了，人们还发明了利用它们的方式和方法。我们都知道，大脑是人类思想产生的生理基础，也是人们思想的源头和核心。换句话说，人的思想控制着人们的言行举止，甚至是体内的每一个细胞。这样看来，利用自我暗示的方法来治疗疾病的行为就有了确凿的理论基础。

自我暗示的能量虽然是巨大的，却不是无所不能的。亚里士多德说："当你有了一个确切的思想，你的身体就会受到它的摆布，听从它的命令和指挥，这是在自然状态下产生行为的原理。你的想象控制着你的感知力，你的感知力控制着你的心跳，你的心跳控制着你所有的机能。所以，你所有的一切都可以用来改变。不过，暗示虽然有着巨大的力量，却不能改变你手脚或者其他器官的形状。"

　　亚里士多德的话具有双重含义，即自我暗示在占据主导地位的前提下，又要尊重机体变化的可能性。

　　在美国的某个诊所里，有人进行了这样一个试验。在大量肺结核患者体内注射某种血清素，对患者说这种血清素是刚刚发明出来的，对治愈肺结核有显著的疗效。血清注射后，患者的症状果然有所减轻，大部分注射过后的患者病情都有了明显的好转。患者们都说，这种血清是大家的福音，能给人们带来健康。实际上，注入患者体内的这些血清，只是些很普通的药物而已，对治疗肺结核没有丝毫帮助。但是，患者以为这是"灵丹妙药"，肯定能治愈自己的疾病，在这种自我暗示下，他们的病情居然有了好转。

　　研究结果出来以后，很多人认为这是奇迹，其实不然，这只是自我暗示起到的作用。人类具备这种神秘的力量，只要赋予它积极的因素，它就能为我们服务。那么，如何才能驾驭我们的暗示呢？

　　首先你要了解，人们的快乐、忧伤、健康等所有生理和心理上的情感，基本都来自自身的意识和潜意识。如果你正确地认识到了这一点，就不难判断，人类大脑中的每个意念，都有变成现实的可能。比如，让你想象铅笔在玻璃上划过发出的声音，你脸部和背部的肌肉会不自觉地收缩，会有难受的感觉；当你经历过的一些恐怖的、可怕的事情再次被提起的时候，你会无比恐慌，就好像又经历了一次。这些反应在生活中随处可见，它们恰好能说明，意念对心理和生理都会产生影响。

　　我们的思维和身体是分不开的，二者协调统一。同时，思维又影响着身体。在自我暗示的作用下，一个正常的人能突然之间变聋或者变瞎。这种情况的发生，并不是他的视觉和听觉器官受损导致的，而是大脑管理的特定区域的机能受到了暗示的影响，干扰了它的正常运作。这种消极的暗示对人体的伤害很大，所以，我们要多给自己的思想注入正念，这样才能改善我们的生理和心理机能，甚至改变我们未来的道路。

　　像我们所知道的，暗示分为积极的和消极的两种，不同的暗示会引起不同的行为，做出不同的选择，走向不同的结果。

　　有人说，好的习惯不容易养成，但恶习却很好养成。一个人的品质，通过长期的自我暗示是可以改变的，包括恶习在内。有个年轻人，每次参加集体活动或者参加比赛之前就打退堂鼓，感觉自己一定会输。后来，他意识到了消极暗示对自己的影响，慢慢开始转变思想。每次参加活动或者比赛之前，都利用积极的暗示给自己加油鼓气，果然，他比以前更有自信了，在活动中的成绩也越来越好了。

二战期间，苏联有位优秀的演员毕甫佐夫，他说话总是结巴。但是，他很好地利用了自我暗示的方式，克服了自己这个缺点。在后来的演艺事业中，他说话很流畅，丝毫没有口吃的迹象，深受大家的喜爱。

积极的自我暗示可以帮助人们增长良性意识。人类是思维敏捷的动物，对于新鲜事物，总是能很快地接受。对于积极的暗示，也能很快地消化。积极的自我暗示是一种自我肯定，是对某种事物最有力的陈述。人们接受积极暗示，远离消极暗示，是对自己负责任的一种表现。所以，对于以前那些负面的、老旧的思维模式，该扔的就扔了吧，换上一些新鲜的血液，把积极的自我暗示容纳到体内。这样，你的生活才会有所不同。

## 自我暗示的练习

随着社会的发展，自我暗示已经变成了一门科学，在人类生活中起着重要的作用。在医学界，更是被当成辅助的治疗方式广泛应用。

我们每个人，都在受着自我暗示的影响。我们的心理和生理都在服从自我暗示发出的指示。只要你掌握了这一规律，想要控制自我暗示就很简单了，只有一句话——控制自我。

如何才能控制自我？当你想要给自己某种积极暗示的时候，可以按照以下的方式来进行：

第一，重复你的暗示。

人们看书的时候，经常只是看一两遍，再回顾这本书的时候，只记得自己看过，记得大概的内容。但是，那些精华却没有作为重点被人们吸收。时间长了，书里的内容自然被遗忘了，更别说运用到实际生活中来了。当你在台上表演的时候，面对下面无数的观众，明明知道自己应该放松，却偏偏紧张得要命。你跟客户谈判的时候，本来想给对方留下一个自然大方的印象，却总是不自觉地紧张和计较。这些情况的出现，都是因为在你的思想体系中，还没有形成应对这种情况的思维模式。针对这种情况，解决的办法很简单，就是重复地进行自我暗示。

重复可以坚定你的判断力，增强你的第六感，给潜意识找到一个精确的目标。生活中，很多广告并不起眼，但是它在不停地重复当中，被观众深深记在了脑海里。反复重复一个微笑，反复说出一个真理，它就像你在潜意识里输入了一套程序。重复可以使原本困难的事情变得简单，它能挖掘出你的潜力，帮你建立信念，并且坚定不移地走下去。只要你掌握了这一规律，不停地对自己进行自我暗示，你的暗示就会在潜移默化中对你产生作用。

重复能帮你把暗示消化到思想中，将思想转变为实际行动。

它能增强你的个人能力，让你在同样的时间中，完成更多的任务。你的业务水平会在重复的自我暗示中越来越强，同时，你的自信也会大大提升。你总是重复一个思想，这个思想就会被你或者他人所接受，进而相信它、支持它。每次的重复都是你对自己的一个鼓励，它是你内部力量汇集的一个过程。你的重复实际上是在为潜意识找目标，让你的意识更加精准地工作。

在练习的过程中，你的积极暗示被不停地深化、坚定，形成了驱动你前进的动力，让你向着那个明确的目标前进。失败者之所以失败，是因为他们不愿意坚持，总是更换自己的目标，一个愿望落空了，又去寻找另一个。成功者之所以能成功，是因为只要他们心中认定了一个信念，就会一直走下去，即使中间有挫折、有困难，甚至要付出惨痛的代价，他们也在所不惜。这就是成功者和失败者最大的区别。所以，重复你的积极暗示很重要，它能帮你坚定信念，帮你坚持到底。

第二，用积极的暗示替换掉你的旧式思维模式。

人们的思维虽然很敏捷，却并不"聪明"。你看到一件愉快的事情，它会跟着开心；你看见一件难过的事情，它会跟着忧伤。所以，多让自己的心去感受喜悦的事情，这样它才能给你正面的回应。在人们成长的过程中，肯定有来自家长、朋友、老师等各方面的消极评价，他们把你的缺点灌输到你的头脑中，这些评价误导了你，让你以为自己就是这样的人。如果你仔细推敲一下，就会发现，很多负面的评价其实并不适合自己。别人给你的暗示，如果没有被你转化为自我暗示，它们对你就产生不了任何影响。它们之所以存在于你的头脑中，完全是被你自己放进去的。你的意识已经接纳了它们，认可了它们。所以，别人的想法就成为你的想法。记住，你有选择的权力，你才是自己的主人。要保持积极乐观的心态，必须要接受正面的暗示。让积极暗示成为一种习惯。消极的暗示阻碍我们的成功，只有用积极的暗示来替换掉消极的暗示，才能看到未来的路。

研究表明，人们经常给自己的意识灌入正面的能量，原来思维里的负能量就会慢慢衰退。正面能量就会在一段时间内占据主导地位，打败旧式思维。就像你在一盘磁带中录上了新的曲目，原来的曲目就被替换掉了一样。

学会对自己进行积极的自我暗示，重建心理的构架，剔除过去的负面信息对你的影响。这样，你才能远离那些糟糕的东西，你的人生才不会被消极的生活态度扭曲。对于别人给你的消极暗示，学会选择性地吸收。不管这一消极暗示对你的杀伤性有多大，只要你不把它转变成自我暗示，或者说，只要你能用积极地暗示替换掉具有破坏性的暗示，你就依然具有强大的自我。

第三，模拟你的积极暗示。

想到开心的事情，你会微笑；想到美好的风景，你会享受。同理，想到肮脏的东西，你会感到厌恶；想到悲伤的事情，你会哭泣。一个人的表情，会根据心中所想事物的变化而变化。这种表情上的模拟效果，我们称为内模拟。

一个人在健康的时候，他看上去是快乐的、是美丽的；当他被疾病困扰的时候，看上去是忧伤的、憔悴的。你肯定有过这样的感觉，去医院看望身患重病的朋友时，你若是心情不好，根本没有能让对方开心的能力。而且，你的心情会在他病痛的折磨下变得更加糟糕。他难过的表情，忍受疼痛时肢体上的抽搐，都会引起你的不快。因为，你正在内模拟他的痛苦。

　　由此可见，内模拟的作用是很强大的。如果能把这种方式运用到自我暗示的练习中，成效一定很显著。比如，你要进行自我暗示之前，可以在脑海中先描绘一幅自己喜欢的画面：你躺在海边的沙滩上，看着你喜欢的大海。试着让身体放松，让每一块肌肉和每一个细胞都安静下来，享受眼前的宁静。然后，把要对自己暗示的话说出来，用积极的、肯定的口吻去陈述。陈述完毕之后，脑海中的画面停止，你可以继续闭着眼睛，告诉自己："我刚才说的目标一定会实现。"

　　在进行自我暗示练习的过程中，一定要放松。如果你总是想着工作，担心着成绩，就会造成心理紧张，反而抑制了自我暗示的作用。只有排除杂念，将精神高度集中起来，专注在积极的暗示上，才能达到事半功倍的效果。

# 如何借用自我暗示来治疗疾病

人们的身体一旦出了问题，就会感觉到痛苦，就会想办法去治疗。但是由心理问题引发的疾病，很难用药物根除。虽然"生病吃药"是天经地义的事情，但是，要想使疾病得到更好的治疗，还需要运用一些其他的辅助治疗方法。如果你了解自己为什么会生病，并通过自我暗示的方法来调解自己的心情，会使治疗变得事半功倍。同理，你若经常给自己消极的心理暗示，身体内各器官的功能就会因此而混乱，导致抵抗力下降，免疫力降低，进而影响你正常的学习和工作。人在生病的期间，难免产生一些不好的思想，这是无法避免的。但是，若经常给自己灌输不良情绪，只会让自己的身体越来越糟。

日常生活中，有很多人的问题都是通过自我暗示的方法解决的。当然，对于某些医学工作者来说，这个理论看上去很可笑。但是，通过自我暗示来治疗疾病，并且痊愈的案例，确实存在。有很多被称为"绝症"的病症，都会在不断的自我暗示中，奇迹般地好起来。也有很多医疗工作者，将自我暗示作为药物治疗的一项重要辅助手段。巴黎心理治疗学校的教授维切特博士就是这样做的。

他在给一位患有胃溃疡的年轻女士治疗的过程中，将药物治疗和心理治疗相结合，并达到了很好的效果。维切特博士说，以前，他给一位肛裂的小患者做治疗的时候，也运用了相同的方法。小患者的病史已经有两年了，除了肛裂以外，在她的肋骨上还长了一个瘤。当时，女孩的情况十分危险，高烧不退。维切特博士接手这个患者以后，一边用药，一边教给她心里暗示的方法。两周以后，女孩的病情开始有了起色。

有很多疾病，都可以通过自我暗示的办法来治疗。比如坐骨神经痛、头疼、肠胃炎、咽炎等。自我暗示是一种技巧，它会让你想象中的事物变得坚定、持久。你需要做的，就是改变过去那种不好的、负面的观点，通过积极的、主动的思考，去改变你的思维模式。让我们在短时间内看到希望，我们的生活态度也可以更加客观、美好。

在北京，有位患了结肠癌的李先生。病情刚刚确诊的时候，他心情低落到了极点。有次去医院做检查，他挂号的号码牌是54号。他不由想到，"54"代表的意思不就是"吾死"吗？后来，李先生住院了，不巧的是，他住的病床床号是14号。"14"代表的意思不就是"死"吗？李先生认定，这些数字代表的含义都是死亡。于是，他每天都给自己灌输负面思想，直到精神崩溃的那一刻，他去看了心理医生。了解到他的情况以后，他的家人、朋友和心理医生积极地开导他往好的方面想，不能给自己消极的暗示。慢慢地，李先生受到了身边人的感染，从负面情绪中走了出来。后来，他再次到医院挂号，巧合的是，又是54号。这回，李先生没有再往坏的方面想，他对自己说，"54"代表的是"武士"。这是在告诉我，要做一个战胜疾病的"武士"。在积极的心理暗示下，李先生的精神逐渐好了起来。他积极配合医生的治疗，不停让自己往好的方面去想，顺利活过了 5 年——癌症病人的存活难关。后来，李先生的病奇迹般地好了，一直活了 10 多年，结肠癌也没有复发。

自我暗示有着很多神奇的功效，只要你正确认识到自我暗示的作用，就可以利用它达到自己想要的效果。很多女性希望自己变得年轻、漂亮，其实，你只要正确运用你头脑中的那个精灵，那么做一个性感的万人迷并不难。通过自我暗示，你的双眼会越来越有神，脸上的细纹会淡化，你的身材也会朝着你想要的曲线发展。

请注意，上述所说的，都是符合正常变化范围之内的。并没有夸大自我暗示的作用的意思。比如，你不可能通过自我暗示来改变你任何一个部位的形状或颜色，通过自我暗示带来的改变，首先要符合机体的可能性。

根据以上原理，不同的疾病可以有不同的暗示方法。比如说患有关节炎的患者，在疼痛感上来的时候，不要大叫，不要呻吟，要对自己说："这点疼痛算不了什么，我能在瞬间让它消失！"记住，给自己暗示的时候，要坚定，千万不能说："我要试着止疼。"类似这样的话，无疑是在表露你自己的怀疑。所以，在你身上某个部位感到疼痛的时候，试着保持镇静，走回到自己的房间中，把眼睛闭上，将手放在疼痛的位置，尽力去传递一种信念："立刻就不疼了，立刻就不疼了。"你在说这话的时候，尽量加快语速，别给自己留怀疑的余地。只要我们相信疼痛感消失了，那么疼痛感就真的会减弱。你可以每天反复进行这个练习，跟自己的疼痛比耐力，不要抱怨，不要总想着痛苦。时间长了，你的意志就会战胜疼痛的感觉。

再比如，有人晚上喜欢起夜。上过厕所后，回来刚躺在床上，又有想起来的感觉了。或者说，每次在你睡得正香，不愿意起来的时候，这种感觉总会把你从睡梦中抓起来。这时候，你可以给自己一定的心理暗示。你可以对自己说："我已经不起夜了，我已经好了。"每天睡觉之前，你不停地重复这句话，肯定这件事。慢慢地，你就会发现，自己居然能睡个好觉了。

自我暗示在生活中起到的作用是非常巨大的，在练习自我暗示的过程中，记住不能违背自然规律，不能违背健康法则，不能跟正常的生活习惯抗衡。保持适当的饮食、锻炼，让自我暗示与正常的、健康的生活状态相结合，这样才能发挥自我暗示的最高效力。

## 第八章

# 借助外界因素来调整心情

## 暴饮暴食不是恢复心情的好办法

每个人释放压力的办法都不一样，有人喜欢运动，有人喜欢参加文娱活动，有些人，则靠暴饮暴食来给自己找平衡。当负面情绪产生的时候，一定要通过某种途径释放出来。比如，有些人感到不安的时候，会嚼口香糖。有些人跟恋人吵架后，会疯狂地进食。很多心灵空虚的人，也喜欢用暴饮暴食的方式，给自己找安全感。

研究表明，喜欢通过吃来填补空虚的大多是女性。而且，大部分女性在紧张或强大的压力之下，会选择甜品或者碳水化合物含量较高的食物。这些食物能增加大脑中血清素的含量，暂时缓解头脑中的紧张情绪。另外，很多喜欢暴饮暴食的人认为，饱足感会缓解自己的压力和紧张情绪。由此可见，暴饮暴食只是人类在精神压力下，缓解自己的痛苦和不满的"自我安慰"的方法。

其实不然。心灵空虚的时候，你的味觉就失效了，这种饱足感对缓解压力毫无效果，只会让你有继续吃下去的欲望。如此反复，形成了恶性循环。而且，暴饮暴食对身体的危害极大。现代人吃的食物大多是高蛋白、高脂肪的东西，营养含量过高，不易被吸收。过多的残留物质堆积在人体内，就会转变为脂肪，从而引起肥胖。肥胖的人，容易患有高血压、糖尿病、心血管疾病等。饮食量过大的人，会加重肠胃的负担，造成消化不良。如果胃长时间处于饱足状态，胃黏膜没有时间自我修复，就会造成损坏，引起胃溃疡、胃穿孔等疾病。肠道的不通畅也会导致便血。另外，肠胃鼓胀会压迫周边器官，将兴奋感强制扩散到大脑皮层等部位，容易引发神经衰弱等症状。除了以上症状之外，暴饮暴食还易引发急性胰腺炎、肾病，甚至癌症。

除了身体上的疾病，暴饮暴食还会给心理增加负担。暴饮暴食的人容易焦虑、容易发火，甚至容易干出偷盗、抢劫等行为。因为他们体内的忧郁情绪长期得不到正确的释放，所以总要通过另一种不正当的行为发泄出来。

所以，不要在感觉空虚或者缺少关爱的时候，利用暴饮暴食来慰藉自己，暴饮暴食并不能解决你根本的问题。你想要利用饮食来达到心理平衡，这种问题实质上是你的不安感在作祟。

很多女性在心情低落、感觉孤单，或者半夜醒来的时候，喜欢大量进食。这类女性往往对自己的身材、外貌很关注，却怎么都控制不住自己的嘴。她们觉得，吃东西能有效减轻自己的压力，让自己得到暂时的解脱。可进食之后，这种解脱又会变成后悔和负罪感。很多人为了在暴饮暴食之后控制体重，强迫自己锻炼，甚至利用泻肚的药物，这种行为的危害有多大，可想而知。

当你心理上感到"饥饿"的时候，试着控制一下自己，不要用食物来填充情绪上的不满。你可以试着做些其他的事情，来分散自己的注意力。比如你可以试着问问自己："我是不是有太过执着、无法放下的东西？""我有没有自卑的感觉？""我是不是因为某件事情正在生气？""我的贪念是不是太重了？"如果你找到自己的心理原因了，想吃东西的欲望就没有那么明显了。找到那些能让你食欲大增的负面情绪，然后有针对性地排解这些情绪。

比如，你暴饮暴食的来源是因为工作压力大，那么你可以先放下手中的活，去干些轻松的事情。听听音乐、读一本喜欢的书、散散步、洗个热水澡。让慌乱的心平静下来，克制自己的食欲。你也可以通过外部世界来缓解紧张的心情。到大自然中去感受一下舒适宁静的氛围，找朋友喝喝茶、聊聊天，或者看场电影，多参加一些文体活动。这种办法对身心的放松也有很大的帮助。

体育运动对于情绪的恢复起着很大的作用，你在运动的时候，身体会释放大量的荷尔蒙和化学物质。这些物质能促进神经兴奋，给你带来正能量。另外，你还可以用潜意识来帮助自己恢复心情。在一段时间内，你可能会陷入某一段痛苦的历程或关系中无法自拔。这时候，你就要试着用潜意识来对抗自己的意识，或者用沉着、冷静的头脑，以第三方的立场去看待发生在自己身上的问题。当你的意识感觉到痛苦，对自己说"为什么这样不幸的事情总是发生在我的身上？"的时候，你可以试着用潜意识来作答："这还不算痛苦至极的事情，世界上本来就不存在完美的东西"。

有些意志力不强的人，无论怎样都抵抗不了食物的诱惑。在美食面前，他总是毫无悬念地屈服。真是这样的话，就试着用以上方法为基础的前提下，选择健康的食物，少量地进食。多吃新鲜的果蔬和全麦食品，人体不能缺少乳制品和蛋白质。盐和糖不能多吃，高脂肪高热量的食品必须远离。饮食除了要遵循一日三餐的时间规律，更要营养均衡。

用上述方法来缓解心情，慢慢地你就会发现，暴饮暴食不再纠缠你了，你成功地摆脱了它的折磨。

心理健康了，饮食健康了，你的身体、智力也跟着好了。免疫力系统增强了，人们离疾病就远了。

## 色彩调节法

每个人都有适合自己的颜色，就像每个人都有不同的性格一样。通过颜色，你不仅可以了解现在的状态，还能预知你的未来。一个人的心情、恋爱观和性格等，都能从他挑选的颜色上有所体现。色彩很神奇，我们在看见自己喜欢的颜色时，会心情愉快。

看到不喜欢的颜色时，又会感到压抑。通过色彩，人们可以改变自己，疗愈自己。

首先，我们先来进行一个小测试。找个安静的环境，闭上眼睛，从绿色、红色、紫色、黄色、橘黄色（橙色）、粉红色、蓝色、白色、黑色中选出你最喜欢的颜色。选择完之后，再参看下面的答案：

绿色：绿色能给人带来安全感。喜欢绿色的你，是一个理性的人，做事情的时候，十分谨慎。你信誉度良好，为人稳重，有超强的组织和领导能力。在人际关系中，你经常起到至关重要的作用。同时，绿色代表着自然。你喜欢新鲜和安逸，注重环保，爱护动物，喜欢参加户外活动。你对环境的变化十分敏感，看待问题的视角也与众不同。

可是，由于过于追求安稳，你可能会因此失去很多大好的机会。淡泊名利的你，喜欢过与世无争的生活，这样虽然能给你带来安稳，却也限制了你的发展。

红色：红色是个充满能量和激情的颜色。喜欢红色的你，是一个自我又自信的人。你热情洋溢，富有活力，积极向上。不管做什么工作，都能又快又好地完成。

但是，你控制欲望过强，会给人造成心理压力。也会因为太过积极主动，给人留下争功的印象。

想在公众场合吸引别人的目光，或者有强烈表现欲望的人，可以试着穿红色的衣服。但是，在谈判或者生意场合，尽量避免穿这种太过耀眼的颜色，容易因为视觉上的刺激引起冲动的情绪，进而挑起不必要的争端。

紫色：紫色代表着个性。喜欢紫色的你，既有诗人的浪漫忧郁，又像哲学家一样难以揣摩。你总是想起什么就做什么，不会给自己设定规矩，同时也让别人摸不着头脑。在自然界中，紫色比较少见，这种光波最短的颜色，被人们赋予了神秘高贵的色彩。喜欢紫色的你，偶尔会狂野得放荡不羁，偶尔会优雅得高傲神秘，在人群中，你总是那么的与众不同。在别人眼中，你的魅力是不可阻挡的。

喜欢紫色的人，情绪变化迅速，总是一下子欢喜，一下子忧伤。容易疲惫、忧郁、失眠。建议多参加慈善类活动，这样有利于你心态的稳定。

黄色：黄色是分辨度极高的颜色。喜欢黄色的你，是一个温顺、充满活力的人。你聪明、浪漫、喜欢幻想，外表常常看起来很消极，可是内心很善良。单纯的你在做自己喜欢的工作和事情时，会倾注自己的全部热情。

黄色能刺激大脑神经中的某块特定区域，较强地吸引人的注意力。很多雨衣和雨具都会使用黄色，在雨天，黄色能让车辆清楚地分辨出过往的行人。不过，黄色带有一定的警告效果。所以，不适合穿黄色的衣服出席生意场合。相反，在聚会或者宴请时，可以穿上黄色的衣服，会适当地增加欢乐的气氛。

橘黄色（橙色）：橘黄色代表慈爱。喜欢橘黄色的你，有着大姐姐般的亲切和博爱。在别人眼中，你是一个快乐、健康、直率、热心的人，你很理性，很少胡闹。工作的时候，你会很认真，尽量做到最好。遇到问题的时候，你会很稳重。有时候，你会给别人提出一些非常合理的建议。虽然你看上去很成熟，不过偶尔也会有些小天真流露出来。橘黄色会给人温暖的感觉，所以，很多从事服务性和慈善性行业的人会穿橘黄色的工作服。

喜欢橘黄色的你在照顾别人的同时，对别人的依赖感也比较重。你的心情阴晴不定，开心和不开心都会表现出来。对于经历过的一些小困难，你需要花很长一段时间走出来。注意多肯定自己，给自己一些信心，最好能选择性格稳定的人做朋友，这会对你有很大的帮助。

粉红色：粉红色是典型的少女色。喜欢粉红色的你，是一个可爱、清纯、温柔、甜美的人。你心地善良，有化解仇恨的能力。你能很快让一个浮躁不安的人，变得安静下来。软心肠的你看不得别人痛苦，喜欢在他人有难的时候伸出援手。只要是自己力所能及，你都会毫无保留地去帮助他。身边的人都能感受到你的关爱，你在他们心中有着很高的地位。

但是，你常常会因为太过考虑对方的感受，让自己受到伤害。你的善良驱使着你不停地给予和付出，就算自身的利益受损，你也不好意思拒绝。要知道，这样只会苦了自己。

跟女性朋友出去游玩，或者跟人谈判、协商的时候，可以选择穿上粉红色的衣服，可以给人放松的感觉。不过，粉红色虽然让人看着舒服，但不免给人一种稚气的、充满幻想的感觉。所以，在庄严的场合，尽量不要穿粉红色，会破坏严肃的气氛。

蓝色：蓝色代表着独立与坚强。喜欢蓝色的你，有着一副沉稳的外表，会给人留下一个十分理智的印象。其实，你只是善于隐藏自己的孤单罢了。蓝色能给人带来希望，让人产生信赖。色彩心理学研究发现，很少有人不喜欢蓝色。在服装和室内设计作品中，蓝色的应用领域特别广泛，它能稳定人的内心，让人更加坚定。

对于理性的你来说，积极和热情是你最缺少的东西。你总会给别人一种沉闷和消极的感觉，在一个团队里，你的"不合作"会给人难以融入集体的感觉。有时候，对于同一件事情，你总要反复考虑很多遍，这样的个性，让你很容易跟良好的机会擦身而过。所以，你最好走出忧郁，把自己乐观的一面展现在人前，多发表自己的意见，跟别人交流你的看法。

蓝色的衣着适用于任何场合，只要你搭配得体，尽可以放心地穿。它能稳定人的情绪，有助于思考。在正式的场合，它也兼具一定的权威性质。

白色：白色是一个最能影射现状的颜色。喜欢白色的你，对自己目前的状态应该是比较满意的。同时，白色象征纯洁和希望，说明你在安于现状的基础上，有着开拓未来的勇气和决心。白色也代表着抉择，对于正在进行一项重要抉择的人来说，有时也会选择白色。白色充满了浓浓的幻想和艺术气息，能显示出你与众不同的高贵气质。

在某些情况下，白色给人一种敬而远之的感觉。你可能会因为陷在幻想之中，疏远了身边的人。除了沉迷于自己的幻想之外，你还可能深陷在过去的失败和痛苦中无法自拔。喜欢白色的你容易因为一些小的挫折和磨难，产生自卑的倾向。所以，要多给自己一些信心，时刻提醒自己，凡事尽力而为就好，不要过于强求。

黑色：黑色代表庄严和权威。喜欢黑色的你，通常是一个沉着低调的人。你有着高雅的品味和冷静的思维。对自己喜欢的事物虽然不会表现得过于热情，但你会执着于它。

经常穿黑色的人，基本都是有一定身份和地位的。在某个公众的场合，你若想显得低调又不失礼节，最好选择黑色的衣着。

当你选择了一种颜色，对它有了一定的了解之后，你就可以根据这种颜色相对应的解释来调解自己的心情。打个比方：如果你最近比较忧郁，不妨找个地方坐下，闭起眼睛，想象出一个以红色为主的画面。让红色的热情弥补你的孤单和不安，给你的心灵注入一些激情。这样，你的情绪就会得到均衡。再比如说，你最近很烦躁，可是要出席一个很正式的社交活动。这时，不妨给自己选择一身低调的黑色服饰。既能提升你的气质，又能让你显得稳重——就算你没心情说话，也不会显得太失礼节。

# 建立友谊，比树立敌人好

社会之所以复杂，因为它是由人构成的。俗话说，林子大了，什么鸟都有。你总会遇上一些人，毫无来由地对你抱有敌意。遇到这样的情况，你可能会气愤，可能会懊恼，可能会猜测：我到底哪里得罪他了？然后就像他敌对你一样，你也敌对他。这种恶性循环的结果，就是你们两败俱伤。

富兰克林总统在年轻的时候，开过一家小型印刷厂，他把自己所有的积蓄都投到了厂里。议会中有个印文件的差事，他得知后，很想把这项工作包下来。可是，议会里有位议员不怎么喜欢他。这位议员在议会中的地位比较高，他经常说富兰克林的坏话，有时候还会当着他的面骂他。面对这样的情况，富兰克林没有采取以牙还牙的态度。他认为，只要自己真诚地跟这位议员交往，一定能化解他对他的敌意，成功拿到议会印刷的工作。富兰克林听说，这位议员喜欢收藏图书。于是他写信给议员，坦诚地请求他将一本很稀有的书借给他读一下。议员看见他对自己的珍藏那么感兴趣，十分开心，让人把书给他送了过来。过了一阵，富兰克林将书还给了议员。他在书中夹了一封感谢信，对议员表示衷心的感谢。从那以后，议员对他的态度转变了很多。以前，议员看见富兰克林就当作没看见。现在，他会主动点头示意。慢慢地，两个人变成了朋友，相互以礼相待。而富兰克林也成功获得了他想要的印文件的工作。

不管是在职场还是生意场上，以和为贵都是一成不变的法则，只有和气才能生财。富兰克林十分了解这一点，所以，他才会运用一个小技巧——向敌人求助的方式，让对方感到自己的真诚，进而化敌为友。

伟大的领袖毛泽东，就十分注重变通之道。他是个理智的人，在大是大非的问题上，经常会以大气的胸怀处之，从不斤斤计较。他说过，要想取得胜利，就要学会把敌人变成朋友。在革命的道路上，毛泽东没少给自己树敌。跟以蒋介石为首的国民党反动派、跟日本帝国主义侵略者、跟侵略朝鲜的西方大国美国，等等。之所以要斗争，是因为中国的实际情况而决定的。这些斗争，都是为了保护祖国、保护人民而不得不进行的。但是，随着矛盾的化解，随着世界政局的变化，曾经的这些敌人，都在毛主席的努力下，变成了我们的朋友。

新中国成立后，毛泽东运用巧妙的手法，邀请美日领导人来中国访问。访问期间，毛主席待他们非常热情，用自己的真诚打动了他们。在毛泽东的努力下，美国总统尼克松、日本首相田中角荣先后声明与中国冰释前嫌，建立友好合作的关系。那以后，中国和美日往来频繁，不但领导人之间的访问次数增加，就连人民的沟通和交流也多了起来。

另外，针对国民党的战俘，毛主席也采取了宽容的政策。在接受了必要的思想教育之后，他们都获得了自由，有些诚心悔过的，还被委以重任。蒋介石的贴身助手，原民国副总统李宗仁，从美国回到大陆以后，受到了毛泽东热烈的欢迎。毛泽东丝毫没有为难他，这让李宗仁很感动。在毛泽东"化敌为友"的策略下，不管是中国内部，还是中国和世界上其他国家的关系，都得到了改善，为中国的昌盛和富强打下了良好的基础。

由此可见，建立友谊，总比树立敌人好。敌人能让你陷入困境，而朋友能带你走出困境。人生在世，短短几十年，何必把时间浪费在计较和争斗上。为了名誉、利益，甚至不惜骨肉相残，六亲不认。在疯狂地争抢过后，你又能得到什么？你能真正的快乐吗？

不管跟谁产生了矛盾，在冲突开始之前，先冷静下来，站在对方的立场上考虑考虑。只有真诚和相互理解，才能给你带来一段稳固的友谊。争吵也是沟通，平心静气地说话也是沟通，为什么不试着用真诚和平静的语气跟对方交换自己的意见呢？那样，你不仅会获得对方的尊重，更有机会化解敌对的情绪，交到一个知心的朋友。


美国联邦法院曾经收到过瑞尔公司的一纸诉讼，控告比尔·盖茨的微软公司违反了反垄断法的相关条款，并要求索赔10亿美元。之后，瑞尔公司的首席执行官格拉塞请求比尔·盖茨给自己公司以技术上的帮助。当时，瑞尔公司控告比尔·盖茨的事件还未结束。人们都说，比尔·盖茨绝对不会答应格拉塞的请求。谁知，比尔·盖茨接到致电以后，表示自己愿意提供一切支持。他通过微软的发言人发表声明，他对对方提出的合作项目很有兴趣，愿意试一试。

　　还有一件事情也是发生在比尔·盖茨身上的。从20世纪80年代开始，微软和苹果之间的激烈竞争就从未停止过。为了打开市场，两家公司都使出了浑身解数。然而，比尔·盖茨与约伯斯之间的商业战争很快就见了分晓。进入90年代以后，微软的优势逐渐显露出来，成功占领了将近九成的销售市场。那时，苹果公司几乎濒临瘫痪。谁知，就在苹果公司走向破产的危急时刻，微软向它伸出了援手。比尔·盖茨以1.5亿美元的投资拯救苹果于水深火热之中，后来，微软更是为苹果设计出办公软件。从此，两家公司从商业竞争的对手变成了携手并肩的合作伙伴。


　　由上述两个事例可以看出，比尔·盖茨能成为世界首富，并非出于偶然。面对敌人和对手的时候，他所表现出来的大气和容人的肚量，就是一般人所不及的。面对对手的时候，很多人认为，拼尽全力把对手打败才是最好的方法。其实不然，你总是把自己置于警惕的状态，时刻想着压制对方是很累的。像比尔·盖茨那样，真诚地站到对手的身边，把他变成自己的朋友，才是上上之选。

# 跟身边的人保持好关系

在生命里，我们要处理与自己的关系，与父母的关系，与伴侣的关系，与孩子的关系，与动物的关系，与植物的关系，与自然界的关系，与宇宙的关系。

——杨中武

人只要活着，就离不开群体，离不开关系。本杰明·富兰克林说过："要想成功，最重要的因素就是搞好人际关系。"建立一个良性的关系对于人与人之间的交往很重要。那么，如何才能保持好跟身边人的关系呢？

首先，你要会说话。每个人都有自己说话的方式和习惯，语言里面存在着能量。要想知道一个人未来有没有发展，从他说的话里面就能体现出一二。如果一个人总说"哎，我怎么这么倒霉"，他必然不会太走运。如果一个人总说"一切都会好起来的"，他必定会迎来良好的结果。语言里面存在着波长，你的话说出去了，波长随之传递到了外界，外界会回应相应的能量波。这种能量波，有把语言变为现实的强大力量。这就是语言的神奇之处，玄妙又奇特。所以，说话要小心，说出去的话，如同泼出去的水，是收不回来的。它不仅对你自己起着至关重要的作用，也影响着你与身边人的关系。

在与人交往的过程中，你可以通过对话来展现你的魅力。闲暇的时候，多看书，多充实自己的知识。这样，你跟对方说话的时候，谈起对方所从事或感兴趣的职业和爱好时，能保证你们之间有共同语言。在交谈中，你不要侃侃而谈，不要不给对方说话的机会。最好做一个聆听者，倾听的同时，又能给一些积极的回应，让对方知道你正在全神贯注地听他说话。这样，对方才能感觉到自己的存在，对你产生亲切的感觉。研究表明，积极地响应别人的话，是提高两人关系亲密度的有效法宝，能让对方陷入谈话的魔力中。一个人说话的时长跟聆听者的态度有很大的关系。聆听者若是表现出兴趣和理解，能让说话者延长半个小时的谈话时间。

在谈话中如何使用语言也是一门学问。我们说过，语言是有能量波的。你不仅要多鼓励自己，也要多鼓励对方。不要跟对方说"你没救了"或者"这件事情你办得太糟糕了"的话，这样会使对方丧气，从而失去讲话的动力。你要多使用能鼓励对方的话，比如"你太棒了"或"你已经做得很好了"等。这样，会让对方看到希望，找到并肯定自己的价值。他从你这里得到了慰藉，自然想多和你沟通。想要让对话者和聆听者都有所收获，就要学会传递正能量。

另外，你和对方说话的声音不要太大，不要过于激动。调整好说话的语速和音量，注意下说话的节奏。你的声音平缓了，对方就会对你产生亲切的感觉。

除了语言，你还可以从行为上吸引对方的注意。研究表明，两个人在沟通的过程中，想要产生好感，肢体语言的作用占一半以上。在心理学研究中，有种叫作"镜像反应"的学说。意思是，你可以把对方的行为当成你的镜子，对方眨眼睛，你也跟着眨一下眼睛；对方晃了晃手臂，你也跟着晃几下手臂。跟对方保持相同的姿势，能有效提高对方对你的好感。

语言和肢体均是表现于外在的东西，要想让自己有个好人缘，你还要同时具备很多内在的素质。

首先要大度。矛盾是人与人之间不可避免的，对手之间相互竞争，朋友之间产生误会，亲人之间蒙上隔阂。这个社会到处都是火药味，一触即燃。这种时候，学会一笑了之很重要。斤斤计较和耿耿于怀是人际交往中的大忌，想要拓展自己的朋友圈，就不能记仇。

其次，看见别人身处困境的时候，记得伸出援手，不要坐视不理，更不能幸灾乐祸。有些小气的人，喜欢看别人经受苦难，不喜欢看别人飞黄腾达。这样的人，只会把身边的朋友越推越远。

想要多交朋友，就要和朋友多的人交往。人缘好的人，必然有值得你学习的地方。他会帮助你改善性格中的缺点，而且，他们往往比别人更懂得包容。如果你能融入他的朋友圈，对你的交际来说，也是大有帮助的。俗话说，朋友多了好办事，一旦你把别人的朋友圈变成了自己的朋友圈，你想要找人帮忙办一件事情的时候，会比以前方便得多。

要开始一段友谊很简单，要维持一段友谊却很难。在友情之中，坦诚是必不可少的。现在的人，最讨厌欺骗。为了利益、权势，人们不得不说一些违心的话。这种时候，真诚就显得尤为珍贵。你若是能以诚待人，必定会感动身边的人。

做坦诚的人，也做真诚的事。不管在学习还是在工作中，属于自己的任务，就踏踏实实去做好，不要耍小聪明，不要投机取巧。谁都不喜欢油腔滑调光会偷懒的人，本职工作都做不好，不管多努力跟别人建立良好的关系，最终也会是徒劳。

人际交往中需要学习的知识很多，而充实自己更是首当其冲的，也是最重要的环节，想要迈开第一步，就必须展现出一个优秀的自我，一个足够有吸引力的自我。当你吸引了足够多的朋友之后，就该学习如何与不同性格的人交往了。

每个人的思维方式都不一样，处理问题的方式也不一样。想要跟各式各样的人成为朋友，第一步就是要了解他们。了解他们的家庭、生活、个性、经历，等等，这样，你才能更好地站在对方的立场上去想问题。众所周知，没有两个性格完全一样的人，要想广交朋友，我们就要学会一个技能：针对不一样的人，给出不一样的相处方式。比如，你要给一个急性子的人提意见，那么你就不能用过激的言语去刺激他。尽量用平缓的、委婉的话给他讲明道理。同样是提建议，你若是对一个犹豫不决的人去提，必须要保持高昂的情绪，不断给他积极的、肯定的言语，帮他坚定信心。

搞好人际关系，是一件长久的事情，需要投入大量的精力。

不过，你付出的感情也是另外一种"投资"，总有一天，这种投资会给你带来丰硕的回报。


## 旅行的好处

马克思说："给自己一个良好的心情，比吃上 10 副最好的药物更能祛除身体上的疲惫和疼痛。"从心理学角度来看，旅游是消除疲惫和压力的最好的方式之一。愉快的旅行，可以让你受益终身。俗话说："生命在于运动。"生活在城市中的人，本来接触大自然的机会就比较少。整天窝在家里和车里，每天都走不上几步路。人们的生活好像是个大囚笼，除了家里和工作单位的两点一线之外，很少到别的地方去。每天面对着堆积如山的工作，看着城市的车水马龙，感受着嘈杂的生活氛围。长此以往，人们迟早会被这种单调又机械的生活压出病来。现在的社会，是一个高压的社会，人们在顶着巨大压力生存的同时，也在寻找着最好的解压方式。

随着人们生活水平的提高，越来越多的人选择在闲暇时间出去走走，游历名山大川，看看各国的风土人情。旅行能给人带来快乐，帮助释放学习和工作中的压力。在经济状况允许的情况下，旅游能给你带来的好处是数不胜数的。

第一，旅游能帮助你走出负面情绪。有些消极处世的人，看问题太狭隘，总是往不好的一面去想。这样的人很孤僻，不爱跟人相处，没有自信，没有热情。生活中，一个很小的问题就能勾起他们的忧郁和不安。他们喜欢给自己找烦恼，总是唉声叹气，对生活不抱一点希望。心理学家把这种情绪称为"悲秋"情绪。有"悲秋"情绪的人，注意力不集中，容易疲劳，常常灰心丧气，工作效率不高。他们特别容易患上抑郁症、失眠症或者精神分裂等精神疾病。尤其是天气不好的时候，这种悲伤的情绪会像病毒一样蔓延，让他们陷在悲伤的情绪中难以自拔。经过研究发现，旅游是抵抗"悲秋"的良方。人们若是能利用空闲的时间多参加健身和旅游项目，积极地给自己放个假，让身心得到休息，就会使心灵得到净化。在这一过程中，能有效缓解你的紧张情绪，消除忧虑的症状，把你从负面情绪的深渊中拯救出来。

第二，旅游能拓宽你的视野，丰富你的知识。荀子说："不登高山，不知天之高也；不临深溪，不知地之厚也。"现在这个时代，是一个知识贫瘠的时代，因为有了网络，很多人已经不再看书了。没有知识的人，同样也没有多少见识。而旅游恰好能让你获取知识，陶冶情操。旅游囊括的知识面很广：自然气候、古迹建筑、园林山水、动物植物、异域风情、生存之道，等等。虽然这些知识都会在游览的书中看到，可相对于从书中和网络上读到的知识来说，肯定是自己亲身去经历体会过的东西更容易吸收。别人在游历过程中记录下来的，是融合了笔者的感触的，是笔者眼中的世界。只有你亲自看到的东西，才能代表你的想法。走过名山大川，见识过大自然的鬼斧神工，参观过绝妙的风景，穿过众多名胜古迹之后，你就会发现，旅行不是一个项目，而是一种享受。

第三，旅游是灵感的来源。从事创作的人，或者是艺术家们，都喜欢旅游。在旅游中，他们的视野和心胸有了变化，思想敞开了，灵感自然就来了。

第四，旅游有助于治疗生理疾病。在美好的自然景观中，人们的注意力都放在山川河水、名胜古迹上，不愉快的事情就像风一样，很容易消散。心灵上的平静和放松能带来身体上的舒适。同时，人们在尽情享受旅游带来的欢乐时，身体会分泌出一种叫作内啡肽的物质，它能有效调节人体的新陈代谢，传递兴奋的感觉，对我们身体的健康是十分有益的。

第五，旅游使人坚强。旅游的形式多种多样，要想锻炼自己的意志，不妨选择爬山、徒步等具有挑战性的旅游方式。既能磨炼人的毅力，更能把游览和健身有机结合。

第六，旅游让你体会到生活的精彩。从高楼林立的城市中走出来，从钩心斗角的人际关系中解脱出来，去看看外面的世界，看看青山绿水，听听鸟儿的欢叫，感受与天地相融的胸怀。外面的一切都是新鲜的，都是你闻所未闻、见所未见的。这所有的一切，都会让你充满激情，让你积极地面对人生，从过去狭隘的思想中走出来，感受世界的精彩。

# 好心态决定着你的生活品质

## 学会分享，才有快乐

如果你有一杯水，你可以自己独享；如果你有一桶水，你可以存放在家中；但如果你有一条河，你就要学会和他人分享。

俄国作家托尔斯泰说："你把一份快乐分享给别人，就等于送给他一份快乐；你把一份痛苦分享给别人，你的痛苦就会减半。"

浙江省浦江县"三江楼"的楼主江东放喜欢收藏，他喜欢收集"文革"时期的物品：书信报纸、徽章语录、海报画作、课本文件、古玩珍品，从杭州东方红丝织厂制造的毛主席像，到红卫兵串联时候的小物件，他足足收藏了几十类藏品。这些物品具有鲜明的时代特点，对于人们了解当代历史有着重要的贡献。江东放认为，这些藏品虽然珍贵，但放在家里并无意义。只有把它们拿出来，让人们都来参观、学习、研究，这些东西才能发挥它们真正的价值。于是，他把自己收集了15年之久的"文革"藏品上万余件，悉数捐给了档案馆。他说："我不在乎它们从金钱上是否能升值，只在乎它们是否发挥了作用。"

分享是一种良性的循环，是一种至高的境界。分享能让一个人更加快乐，分享能给一个人带来成功，分享能让财富加倍，分享能给人以精神上的安慰。分享是一种习惯，有分享意识的人，是最具智慧的人。这种品质，不是人人都有的。人生在世，一定要学会分享，养成互帮互助互爱的习惯。

有一天，一名信徒对上帝说："上帝啊，我想去看看地狱和天堂，我想知道它们之间的区别在哪里。"上帝说："好吧，我先带你去看地狱。"说着，他们来到了一个地方，那里是一片荒地，荒地的中间有一口大锅，锅里煮着食物。锅的四周，围坐着很多衣衫褴褛、骨瘦如柴的人。他们手里拿着用来吃食物的勺子，但是，勺子柄很长，根本无法把食物送到自己的嘴里。人们看着眼前的食物，失望地坐着，忍受着饥饿的折磨。上帝说："接下来，我带你去天堂。"说完，他们又来到一个地方。那里也是同样的荒地，荒地中间放着一口装满食物的锅，锅边围坐着很多人。信徒不解地看着上帝，说："这里跟地狱有什么不一样吗？"上帝说："不一样的是人心。"信徒听了上帝的话，看了看锅旁边的人。他们手中也攥着一个勺子，勺子柄的长度跟地狱的都一样。不一样的是，人们用勺子盛起食物以后，没有试着塞到自己的嘴里，而是互相喂食。他们脸色红润，跟地狱那些忍饥挨饿的人完全不同。人们有说有笑，相处得很和谐。

同样的环境，同样的食物，同样的勺子，懂得分享与给予，就是天堂，反之，就是地狱。英国诗人白朗宁说："把爱拿走，地球就变成一座坟墓了。"不懂分享的人，宁愿自己饿死，也不愿意给予。懂得互爱互助的人，在给予中，品味快乐。

很多人认为，分享是一件容易的事情。但实际上，并不简单。即使有人愿意分享，能分享的资源也是非常有限的。虽然快乐、财富、地位和身份都能作为分享的资源，可大多数人只会跟自己的亲人、爱人或者非常要好的朋友去分享这些。至于社会上其他素不相识的人，他们是不愿意分享的。这是因为，很多人还不能正确看待"分享"本身。

不同的人，对分享的理解也不同。有些人，单纯地把分享看成给予，看成付出。而有些人，将分享看成另一种积累的手段。他们相信，分享可以给他们带来的快乐和回报是无法衡量的。

愿不愿意分享，很多时候也取决于自身所拥有的。我们都知道，拥有一杯水和拥有一条河的性质是不一样的。人们会如何看待自身所拥有的，跟拥有的数量也是密不可分的。只有一杯水的人，因为自身拥有不足，很少去分享。其实他们不明白，要想拥有一条河，就要分享一杯水；而已经拥有一条河的人，如果只想着修建堤坝，防止河水外泄，那么这条河水只会变成一潭死水。如果你能开源施舍，给别人分去一杯水，那么受你滴水之恩的人们，定会给你更大的回报。这样，你的河水永远都不会枯竭，甚至在大家的力量下，变成汪洋大海。

分享，给别人提供了方便，给自己提供了快乐。不管是喜悦还是悲伤，我们都需要跟别人分享，这是我们作为人类来说的一种基本诉求。有机会就去分享吧，不要怕吃亏，不要怕付出。分享的真正意义，是别人取得了收益的同时，你也收获了回报。不管是精神回报，还是物质回报，都会对你产生巨大的帮助。

## 笑一笑，十年少

很多时候，人们觉得自己不开心，认为人生中充满了痛苦。究其根源，是因为追求得太多，在乎得太多，以至于把自己束缚住了。

很多女人嫌弃自己的外貌，觉得自己脸型不好，眼睛不大，皮肤粗糙。她们每天的想法就是"我长得真丑""我不够迷人"，这种心理暗示日复一日地进行着，时间长了，就会影响心情，影响健康。你可以想象一下，要是每天都有个人对着你说："你长得真丑、你长得真丑、你长得真丑。"你是什么样的心情？会不会感觉痛苦？时间长了，会不会认定自己就是长得很丑了呢？人在紧张的时候，知道要放松自己的情绪。同样地，在改变不了自己身体的前提下，是不是应该学会接纳自己、鼓励自己呢？

人生在世，短短数十载，与其每天愁眉苦脸地面对那些改变不了的事实，为什么不换种方式，笑着去面对呢？

笑容是什么？首先要容得下，才能笑得出来。人生对于我们来说，无非只是一段经历。想得多了，计较得多了，快乐就少了。小时候，我们可以什么都不想，一边奔跑，一边欢笑。这种欢笑，能感染身边的每一个人。那时候的我们，因为想得少，所以笑容多。

随着时间的流逝，我们都无法抗拒成长的脚步。慢慢地，人们在成长中变得越来越压抑。很多人沉迷于赚钱，尽管他的财富已经足够多了。这样的人，是因为心中充满了恐惧。他害怕自己以后会没有钱，他心中的压抑无处释放，他找不到自己的价值所在。他只要将心中的烦闷释放出去，心情就轻松多了。

人生的每次痛苦，其实都是快乐的开始。当我们决定放下一些东西，或者决定改变自己的时候，可能是痛苦的。但当你完成了这个转变之后，你就会收获幸福。当你认识到，并准备接受这个世界的不完美时，你已经走在迎接完美的道路上了。有阳光的地方总会有温暖，有笑容的生活中总会充满欢乐。

人世间的事情，大多不完美，我们若是执着于完美，就会让自己疲惫；人们的生活，本来就要掺杂着痛苦，我们若是执着于快乐，就会让自己痛苦；人吃五谷杂粮，生病在所难免，我们若是不敢正视疾病，只会让健康离你越来越远。人生中的失望和不如意太多，当你回过头去看看来时的路，回想自己走过的每一个阶段，你就会发现，不管路上遇到了什么，不管这一路走得多艰辛，只要你找到了自己的方向，笑着面对和迎接路上遇到的一切，这些日子就会变得值得。在生命的过程中，有人欢喜有人愁，试着把自己当成过客，微笑着看待人生中的每一次相遇和离别，淡淡地前进，从容地活着。

人们不快乐，是因为找不到幸福。人们对幸福的执着，导致其陷入了痛苦。人生是一个漫长的旅程，我们在路上，需要不停地反思，不停地自我安慰，更需要不停地微笑。不要假设生活，更不要怀疑人生。给自己设定一个目标，笑着向目标前进，这才是让自己内心变得更加强大的良方。

痛苦的时候，可以找个镜子，对着里面看看自己。试着对自己挤出一个笑容，一个大大的并且放肆的笑容，这种方法能够帮助你改善心境，抵制体内痛苦的情绪。

微笑是人类最有爱的表情。每天出门之前，试着给自己的嘴角提起一个微笑，让自己和别人感受到你的善意和友好。身在困境中的人，你对他微笑，会帮他振作。忧伤的人，你对他微笑，会使他舒畅。情绪具有传递的功能，你的笑不仅能感染自己，也能感染身边的人。笑容能让你在工作的时候，保持愉悦的心情。心情好了，效率就高了，工作自然顺利了。你在不如意的时候，微笑可以帮你逆转心境。

别人诬蔑你的时候，你的笑容能显示出你的气量和宽容。而且，你的行为会把对方的行为映衬得器小、低微。爱因斯坦的相对论问世以后，有人为了证明他是错的，召集了 100 多位专家，对他的理论进行反驳。爱因斯坦微笑着表示，只要一个人来反驳就够了，何必要劳烦 100 多个人呢。这是一种境界，不管面对的是谁，你的一个微笑，足够温暖一颗心。

有时候，自我调节很重要。人总是对生活充满着无尽的幻想，幻想能带给人希望。但是，人生是不会按照你的预想乖乖前行的，磕绊和挫折在所难免。所以，在失望、错过、不满、失败等摆在你面前的时候，学着用微笑去化解。微笑着过好每一天，它能让你身心愉悦，能让你切实地感受到人间的温暖，能让你的人生充满感动，给你平凡的生活增添精彩，让最美丽的时光为你驻留。


# 知足的人才幸福

祸莫大于不知足，咎莫大于欲得，故知足之足，常足矣。
——《老子》


老子要告诉后人的意思是：不知足是世界上最大的祸患所在，无休止的贪念是世界上最大的罪过，不懂得珍惜拥有，总是趋炎附势，追名逐利，必定会招致灾难和厄运。所以，懂得满足的知足之人，才是真正富有之人。

一个人，要控制好自己的欲望，懂得什么时候应该节制住自己的欲望，以及用什么样的方式去节制自己的欲望。要想永远快乐，必须要懂得知足。老子参透的人生智慧很多，在道德经中，他告诉世人，要充分认清和理解事物的发展规律，看清事物的本质，用丰富的知识和智慧，把快乐建立在事物的发展规律之上。无边的欲望会给人们带来磨难和困苦，懂得中止欲望，才能获得长久的快乐。

　　从前，有一个渔夫，他和自己的老伴儿住在大海边的一个破旧的茅屋中。每天，渔夫出海捕鱼，老伴儿在家纺纱。有一天，渔夫在收网的时候，捞到了一条金色的小鱼。这条小鱼甚是漂亮，渔夫正看得入神，鱼儿却开口说话了："老爷爷，你放了我吧，我会报答你的，你有什么愿望，我都会满足。"渔夫吓了一跳，赶紧说："我打鱼打了三十几年，从来没见过会说话的鱼，我什么都不要，你走吧，愿你平安。"说完，渔夫把它放回了大海。晚上回到家中，渔夫把经过跟老伴儿讲了一遍。他说："那条金鱼说，会满足我的愿望，但是我什么都没要，只把它放回了海中。"老伴儿一听火了，骂渔夫说："你真是老糊涂了呀！你笨不笨啊！金鱼要给你报酬你都不要，哪怕只要个木盆回来也好啊！家里的那只已经坏得用不了啦！"老头想了想，回到了海边，叫了金鱼几声。金鱼游过来问："老爷爷，你有什么心愿呀？"渔夫说："我家老太婆让我来要个新木盆，因为家里的那只太破了。"金鱼说：

"我会满足你的，去吧。"渔夫回到家中，家里果然多了一只新木盆。渔夫还在高兴，谁知老伴儿骂道："你真是老糊涂了呀！真的就只要了一只木盆！这只是个便宜的东西而已啊！滚回去，再给我要个木房子回来。"渔夫没办法，又回到海边找金鱼。金鱼问："老爷爷，你有什么心愿呀？"渔夫说："我家老太婆让我来要个木房子。"金鱼说："我会满足你的，去吧。"渔夫回家后，果然看见了木房子，而原来那破旧不堪的茅屋已经消失不见了。老太婆还不满足，又让金鱼把她变成有钱的贵妇人。渔夫找到金鱼，金鱼满足了她的愿望。有了钱以后，老太婆继续索要楼房和珠宝，在渔夫的恳求下，金鱼都满足了他们的要求。谁知，欲壑难填，老太婆的要求越来越无礼。她对渔夫说："有钱人的生活我过腻了，我要做海上的女王，我要所有的海洋生物都来服侍我，包括你救过的那条金鱼。"渔夫听了以后，再次来到海边。金鱼问："老爷爷，你还有什么心愿啊？"渔夫说："我家老太婆想当海上的女王，想要生活在海上，还让你去服侍她。"金鱼听了以后，什么都没说，摇了摇尾巴，回到了大海中。渔夫不明所以，在海边站了很长时间，都不见金鱼回来。无奈，他只好离开了。回到家里以后，他傻眼了。金鱼给他的一切都没了，楼房变回了之前那座茅屋，老伴儿身上的华丽服饰和珠宝首饰都不见了，衣衫褴褛地坐在纺车前面，忧伤地哭泣。

欲望是永无止境的，老太婆的欲望随着财富的累积越来越大，如果她懂得适可而止，也不会让事情变得一发不可收拾。台湾漫画家蔡志忠说："如果拿橘子来比喻人生，一种橘子大而酸，一种橘子小而甜，一些人拿到大的就会抱怨酸，拿到甜的又会抱怨小，而我拿到了小橘子就会庆幸它是甜的，拿到酸橘子会感谢它是大的。"

人生幸福还是不幸福，关键就看你懂不懂得知足。能决定你的生活质量的，只有你的心。让人们从小接受心灵的教育很重要。现在的孩子，每天围着语文、数学和英语转，课余的时间还要练习书法、乐器、绘画等。在家长的眼中，这就是正规的教育。其实对于孩子来说，"心理上的教育"更加重要。想给孩子的未来打下良好的基础，先要让他们学会知足。心灵上的训练比任何一门知识都重要，它是决定孩子幸福与否的关键所在。

不要等到失去了才懂得珍惜。你所拥有的一切：健康、亲人、朋友，都是你的财富，他们是你人生中弥足珍贵的至宝。利益的得失，地位和权势，相对于这些来说，都是微不足道的。在争名夺利的今天，我们只有抱着"不以物喜，不以己悲"的心态去生活，才能在纷繁复杂的尘世中寻到满足和快乐。当你为失去的东西可惜的时候，当你为得不到的东西懊恼的时候，多看看自己拥有的。知足，是治愈你患得患失的一剂良药。知足并不是让你放弃理想和追求，只有对现状抱有一颗感恩的心，才有能力去开创未来。

一个快乐的人，首先要有懂得知足的修养。知足者，贫穷亦乐；不知足者，富贵亦忧。

# 你的付出，总会有回报

世间自有公道，付出总有回报；说到不如做到，要做就做最好。

——景岗山《步步高》

我们的生活中，充满了形形色色的人。自私自利的人，看见利益就想伸手去抢，怀揣着一颗嫉妒的心，不愿意给予他人一点点的帮助。这样的人如果遇到困难，很少有人愿意伸手拉他一把。也有些人，对别人的帮助心怀感恩的同时，也愿意帮助那些向他求助的人。他们不会对自己付出的多少斤斤计较。这样的人如果遇到困难，会在大家的帮助下，很容易走出来。

付出与回报就像我们人生中的天平一样，它会对我们的所作所为进行衡量。你在天平的一端放上付出，它才会在另一端放上等价的收获。付出辛勤的汗水，你才能收获硕果；付出真诚的心，你才能收获友情和爱情。懂得付出的人，才有一个美好的未来。

有多少教师，在自己的岗位上兢兢业业，为祖国培育出了众多优秀的人才。他们用高尚的德行和精湛的教学水平，赢得了人们对他们的敬重。

有多少警察，为了群众的安全和利益，几十年如一日地坚守在自己的岗位上。不管刮风下雨、严寒酷暑，他们从不叫苦叫累。为了给百姓一个稳定的社会治安，他们放弃了正常人能享受到的乐趣，放弃了跟家人团聚的美好时光，他们付出了太多太多。

有多少慈善机构工作者，为了素不相识的老弱病残贡献着自己的爱心和力量。有多少老人和孩子都是在他们的帮助下，才有了一个家。他们用无私的精神和博爱的胸怀为社会平添着最美好的光彩。

他们都是再普通不过的人，默默地付出，不求索取和回报。但是，人生的天平不会抹去他们的功劳，终会在付出之后，将最丰硕的果实回馈给他们。

有人喜欢付出，肯定就有人不爱付出。有人喜欢奉献，肯定就有人只想索取。

有多少贪官，被利益蒙蔽了双眼，沉醉于灯红酒绿的生活。为了满足自己的虚荣心，他们抛弃了自己的道德和良心，贪污受贿，挪用公款。这样的人，大多没有好下场。

有多少公司企业职员，在其位不谋其职，利用职权之便，进行不法的交易和勾当，给公司带来巨大的财产和利益损失。这样的人，不仅会丢掉自己的工作，更丢掉了自己的人格。

有多少年轻人，正值青春年少的好时节，却不敬父母，好吃懒做。父母无法满足他们的开销，他们便走上坑蒙拐骗的道路，以为利用自己的小聪明能逃得过法律的制裁，最终会自食恶果。

世界上没有免费的午餐，每个人的人生中，都存在一杆天平。它记载着你的付出，并给你相应的回报。有的人，每天都在抱怨，说自己什么都得不到，却从来不看自己付出了多少。

再富有的人，也有需要帮助的时候。再贫困的人，也有帮助别人的能力。所以，付出与否不在于你有没有能力，而在于你愿不愿意。钱财和地位都是身外之物，微不足道。对于一个人来说，一颗愿意施爱的心才是最重要的。

从古至今，有多少名人志士因懂得付出而成功：身负债款的巴尔扎克，穷困潦倒的安徒生，身无分文的林肯……

败者只会给自己找借口，强者才懂得给自己找机会。有多少败者之所以失败，都败在小肚鸡肠、斤斤计较上，他们只盯着自己的利益，紧紧保护着，不允许任何人触碰和侵犯，不懂得分享与付出。结果，越是想保护，财富散得就越快。而成功的人，并不是因为他们有多幸运，只是他们比别人多懂得一个道理：运气和财富都是要靠付出累积而来的，没有付出，必定没有收获。

付出和回报，是因和果的关系，换句话说，有舍才有得。付出包括的层面很多：财物、感情、精力，等等。在工作中，勇于承担也是一种付出。一个人成熟的标志，就是看他有没有担当。在很多人看来，担当是要付出一定代价的，但是，担当能给人带来的好处也是不可估量的。担当是一种心态，更是一种习惯。

人生就是一面镜子，你笑它也笑，你对它付出，它也对你付出。俗话说："赠人玫瑰，手有余香。"人们最开心的时刻，不是得到了别人的帮助，而是你帮助了别人。快乐是一种可以传递的情绪，你帮助了别人，别人开心了，你就会跟着开心。这种满足感，是无法言语的。快乐地付出，感恩别人的付出，这是一种高尚的品行。

　　付出是唤起别人支持你的先决条件，付出是你快乐的源泉。坚持奉献，你才能主宰你的人生。坚持付出，你才能收获心灵上的满足和幸福，你才能收获信任和友好。付出就像是暗夜的一盏灯，照亮别人的同时，也照亮了自己。

## 要想幸福，必须学会感恩

　　吕波密斯基发现，一个懂得感恩的人，要比不懂感恩的人幸福。感恩是什么？感恩就是意识到，并且承认别人和生活所赠予我们的礼物。霍金说："我的手指还能活动，我的大脑能思考，我有我的梦想，并一直为之奋斗着。我有亲人和朋友，他们都是我爱的人。还有，我拥有一颗感恩的心。"做人最重要的就是感恩，不要攀比，不要看别人有什么，只要看自己有什么就够了。一个懂得感恩的人，即使物质不富裕，他的内心世界也会是充盈的。

　　小时候，我们在父母的呵护下成长，他们用自己的身躯为我们撑起一片天。上学之后，我们在老师的教育下学会了很多知识和做人的道理，他们用无私的爱关怀着我们。步入社会以后，我们的领导和同事在工作中给予我们很多的帮助。结婚以后，我们会得到另一半全身心的照顾。老了以后，子女会赡养我们终老。从出生到死亡，别人对我们的关爱和帮助从未中断过。

人生的道路说长不长，说短不短。这一路，你将有无数次的跌倒，陷入无数个困境。关键时刻，总会有人雪中送炭，将你从困境中拯救出来。你迷失方向的时候，有人愿意给你指路；你钱财短缺的时候，有人愿意补贴你的生活；你心情抑郁的时候，有人愿意为你排忧解难。作为社会的基本构成单位，人类时刻生活在帮助与被帮助的关系中。这样的关系帮助人们在社会上生存和发展。

对于给予过我们帮助、抚养、教导的那些人，我们应该心存感恩，并在适当的时机，给予他们回报。报恩是一个人应尽的义务，一个懂得报恩的人，对社会和成员之间的关系往往都有着正确的认识。2004年"感动中国"嘉宾田世国，把自己的肾捐献给了生命垂危的母亲。手术成功之后，母亲总算捡回了一条命。那之后，田世国并没有把社会上捐赠的手术善款据为己有。他把剩下的钱又捐给了其他需要帮助的人，他说过："社会上的人是那么无私地帮助我们，现在母亲好了，是我们回报社会的时候了。"

感恩是大智慧，是一种处世之道。一个总是沉溺于负面情绪之中，难以自拔的人，很难有站起来前进的勇气。必须勇敢面对前进道路上的坎坷，不用计较跌倒之后留下的小伤口，但必须记住扶你起来的那些人，并且心存感恩。不懂得感恩，你将一无所有。只有学会感恩，感谢生活，生活才会给你想要的。

有一家大公司，在新一季的招聘中，在众多应聘者中选拔出了几名佼佼者。公司人事主管问他们："你们有谁给父母洗过脚？"几个应试者你看看我，我看看你，都摇了摇头。人事主管说，今天你们的任务，就是给母亲洗一次脚，洗过之后，明天再来。第二天，这些应试者中只有三个人来了，其余的都没有再来。人事主管看着这三名应试者说："很好，讲讲你们给父母洗脚之后的感受吧。"三个应试者争先恐后地说起来："我妈妈听说我要给她洗脚很意外，她哭了，说我第一次知道孝顺她。""妈妈总是干农活，长期光脚踩在农田里，脚上都是水疱。""我们长这么大都没有好好心疼过自己的母亲。"……主管看着这三名年轻人，开心地笑着说："公司虽然需要人才，却更需要懂得感恩的人。昨天的面试者中，不愿意给母亲洗脚的，今天都没有来。公司不会因为失去这样的员工而可惜，相反，公司为能拥有像你们这样的员工而骄傲。懂得感恩父母的人，才会全心全意为公司奉献。"

现代的社会，人才济济，很多大公司的招聘标准已经从学历和能力上，转移到了道德和素质上。一个具有高尚品德的人，才会跟公司共进退，才不会只盯着利益看。一个懂得感恩的人，才会看到公司对自己的培养，才不会辜负公司对自己的期望。

感恩是一个人必不可少的品质，不管你有多少财富，不管你身处何等要职，也不管你有多大的权力，都要学会满足和感谢。

感谢你的父母，你的生命是他们给予的。你之所以能够健康成长，都是他们的功劳。从一个什么都不懂的小孩，到有了自己想法的成人，这一路，他们为你付出了太多。所有人都在意你飞得高不高的时候，只有父母才关心你飞得累不累。你成功时，他们默默地退在一边，看着你微笑。你失败时，他们马上就站出来安慰你、开导你。除了父母以外，没有人会如此爱你。

感谢你的朋友，不管你人生中的风浪有多大，有些朋友始终跟你在一起，乘风破浪，勇往直前。友谊是最牢固、最持久的感情，它不会像有些爱情那样转瞬即逝，它会一直陪伴着你。你开心了，朋友为你高兴；你不开心了，朋友会想尽办法带你走出痛苦的深渊。友情总能暖人心脾，只要想起，就会感到舒服。

感谢你的对手，有竞争才有进步。不要埋怨别人比你强，看见别人进步的时候，放下嫉妒和埋怨，尽量为他感到高兴吧。

感谢你的师长，是他们教会你生存必备的知识。刚入学的你，就像一张白纸，什么都不懂。他们不辞劳苦，倾尽自己的力量，将你培养成祖国未来的希望。

感谢帮助过你的人，他是真正为你好的。要知道，谁都不欠谁的，没有人是必须帮助你的。愿意在你困难的时候，拉你一把的人，都是心怀慈悲之人，也是真正对你好的人。做人要懂得感恩，要知恩图报。别人给了你温暖，你也要还给他一份温暖。

你遭遇不幸的时候，感恩能给你战胜困难的勇气；你失败的时候，感恩能给你心灵上的安慰；你奋勇前进的时候，感恩能给你冲破一切屏障的动力。